驾驭负能量

Your Mind Can Heal Your Body

[英] 马修·曼宁 著
江月 译

不要畏惧负能量，驾驭它掌控它
世界就是你的

CNS PUBLISHING & MEDIA 中南出版传媒
湖南文艺出版社 HUNAN LITERATURE AND ART PUBLISHING HOUSE
博集天卷 CS-BOOKY

图书在版编目（CIP）数据

驾驭负能量 /（英）曼宁（Manning，M.）著；江月译.
—长沙：湖南文艺出版社，2013.3
书名原文：Your mind can heal your body
ISBN 978-7-5404-6024-2

Ⅰ. ①驾… Ⅱ. ①曼… ②江… Ⅲ. ①健康心理学–通俗读物
①R395.1-49

中国版本图书馆CIP数据核字（2013）第016862号

上架建议：心理励志

驾驭负能量

著　　者：［英］马修·曼宁
译　　者：江　月
出 版 人：刘清华
责任编辑：薛　健　刘诗哲
监　　制：于向勇
策划编辑：杨清钰
营销编辑：刘菲菲
版式设计：崔振江
封面设计：蒋宏工作室
出版发行：湖南文艺出版社
（长沙市雨花区东二环一段508号　邮编：410014）
网　　址：www.hnwy.net
印　　刷：北京天宇万达印刷有限公司
经　　销：新华书店
开　　本：880mm × 1230mm　1/32
字　　数：165千字
印　　张：7.5
版　　次：2013年3月第1版
印　　次：2013年3月第1次印刷
书　　号：ISBN 978-7-5404-6024-2
定　　价：29.80元
（若有质量问题，请致电质量监督电话：010-84409925）

引言

PREFACE

人们会对各种事物感到惊异，他们对山峰的巍峨、浪潮的起伏、河流的蜿蜒、大海的宽阔，以及日月星辰的循环往复感到惊异，可是他们却将自身值得惊异的那些东西忽略掉了。

——圣·奥古斯丁（Saint Augustine）

从20世纪70年代开始，我就一直在位于英国萨福克的康复治疗中心治疗各种病人。我在那里接治了许多患上绝症的病人，其中有许多人都是由他们之前的临床医生推荐过来接受治疗的。作为一名康复治疗医生，我清楚地认识到，积极向上的态度对患者恢复健康是有帮助的。可是，假如患者面对的是需要长时间进行治疗的慢性病，抑或是目前医学已宣布无从医治的疾病，这时非要他们保持积极向上的态度，确实并非易事。病痛的折磨必然会带给他们生气、愧疚、哀伤、恐惧等负面的情绪，而这些情绪，不但会使病人心中感到无比痛苦，还会令他们身体内的疾患进一步恶化。不但如此，我还发现，在许多时候，病人不愿将他们的内心感受表达出来，换言之，他们不知应当怎样进行表达，更不知应当怎样面对这些负面的情绪。

一旦上述的各种消极情绪在人的头脑中占据了主要位置，那么人的心理状态便会变得低落、消沉。实际上，所谓的“消沉”，也是一种在人类进化过程中产生的心理机制，是人类在生活中对压力的自然反应，应当说，这也是正常反应。然而，假如病人长时间陷于消沉的状态中，就会严重地伤害到他的身体。

你知道这个数字吗？当今世界有15%左右的人正被慢性疾病所困扰，然而西医只能就他们的物理症状采取治疗措施。人们忽略了最重要的一点——在身体、心理这两个方面，患者都应当康复。举个例子来说，患乳腺癌的病人通过接受切除乳房的手术将肿瘤去掉了，然而患者心灵上的伤痛仍然存在。那么，应当让谁来负责病人心灵的康复呢？

实际上，我坚信：每一位病人都有能力进行自我康复。正如弹钢琴那样，谁都能够学会——尽管有些人有较高的天赋，学得比较快，另外一些人则学得比较慢。如今，我们已经知道：实际上，通过练习，人们能够一步步地训练自我康复的能力。换言之，实际上，康复治疗是一件非常容易的事。

其实，人们在无意中进行的“康复治疗”，与他意识到的相比，往往要多得多。一声友好的招呼，一个善意的行为，也许都是康复治疗的一个组成部分。自我康复原本便是人类天生的才能，关键在于你愿不愿意运用它。作为医生，康复治疗便是给别人以关照、重视和爱，甘愿为别人服务。难道这不是世界上最容易完成的一件事情吗？

我经常这么说，你无须具备医学方面的学历，也无须掌握精确的解剖学知识，同样能够做一名十分优秀的康复治疗者。其中的缘由是：效果最好的治疗方式，便是将“心理治疗”同“生理治疗”结合起来，两者互惠互利。此外，进行心理方面的康复治疗的时间越早，也就对患者越有利。但可惜的是，据统计，全世界可以接受到某些形式的心理治疗的慢性病患者的人数还不到患者总人数的10%。

自我康复

在我刚开始从事康复治疗工作的时候，曾有一名临床医生告诉我，不管是他，还是我，都无法将任何人的病治好。对此，他是这么解释的：我们可以做的，便是帮助患者让他的身体达到最好的状态，从而让他们自己治好自己。我将会在本书中陆续为你介绍一些我所认识的病人，因为我的康复治疗，他们获益无穷，实际上，他们都是“自己治好自己”的人。

康复的一切力量都源自你自己的身体，康复的动力存在于你的体内，只等着你将它启动。例如，你翻开这本书，寻找有关的知识，那恰恰是由于你那自我拯救的潜能正在发挥作用。要知道，你身体中总是有健康的火花闪烁着，你需要做的事情便是看你愿不愿意亲自将火花点燃。

人，确实能够掌控自己的想法——可能我的这一结论会让你觉得惊讶。我们都清楚，借助药丸和注射器，人们可以解决生理上的疾患。那么，心理上的伤口与苦痛呢？对于它们，是不是也有一些同样简单的治疗办法?

这也是这本书主要想介绍的内容。我们经常认为自己遭到心中的不良想法和感受的摧残，特别是当你那消极的想法与感受不被其他人所认同，而他们还劝你不应当有这样的想法、要你“振作”时，你往往会产生更糟糕的感觉。听我的，实际上，硬要自己振作起来并非一种积极的做法，并非真正意义上的心态改变。可能你不愿大声喊出内心的痛苦，但也无法强行将其推到一边或压抑它们。这种所谓“让自己振作起来”的办法，完全无济于事，因为很快你就会发觉，那些消极的情绪又出现了，而且这次你会觉得更无助。

假如你在过去曾受到过很深的情感创伤，也许到了如今，对那些伤害过你的人，你还怀恨在心。有的时候，这种仇恨心理会变成你对自己的愤懑和仇恨，即自我仇视。而自我仇视往往让人变得更加消沉，这种情绪会不断地在你的体内产生化学物质，对你的身体造成伤害，同时也阻碍你正确看待事物。你要知道，这种消极的情绪是没有用的，你再怎么生气，也不会让已发生的事情有任何改变。

那么，你应当怎样积极地思考，积极地做事呢？首先，你要知道，大脑所形成的思想并不一定是你所有的真实想法。我们可以将人类的大脑看成一台性能十分优越的计算机，从你出生开始，老师、家长、社会还有各种媒体为你带来的信息，都已在你的头脑里编好了程序。因为这台计算机就在你的体内生长着，所以它所接收到的知觉，在你看来就是真实的。例如，纵使大脑说“你是一个没有任何价值的蠢货”，你也一样会接受这个消极的讯息，并在大脑中将其储存起来。

你要知道，你并非一台计算机，也并非一套被编制好的程序，而是一个让计算机为你服务的人。一旦你对这点有所了解，那么你就可以开始对“计算机大脑”程序进行改变。我会在本书中陆续地教给你一些相应的方法，让你学会怎样应对那些正对我们的健康产生消极影响的情绪。

心灵和身体之间的联系

人的思想与情感可以影响并操纵身体，对此我一直非常感兴趣。在近30年的康复治疗工作中，我曾经亲眼见过许多心灵与身体互动的“奇妙”事例，这让我对这一方面的兴趣越来越浓厚。我曾于1970年与一位信仰“心身互动”的同事一同在一间研究所工作。这位同事在他的每次讲习会后，都会进行一项“绝技”表演。他先将一张油毡铺在地上，接着将许多碎玻璃堆在上面，然后让听众聚拢在四周，任何人都能够向玻璃堆上扔他带来的碎玻璃，也能够把碎玻璃摆成任何尖锋朝上的形状。完成这些之后，他就将外衣裤脱掉，只穿着内裤开始进行冥想。数分钟冥想过后，他居然光着自己的后背，躺在那些碎玻璃上。旁观的人都屏住了呼吸，甚至有些人吓得将目光移开。而我的这位同事却躺在碎玻璃上长达好几分钟，完成任何人要求他完成的动作。

这种表演我观赏过许多次了，我发现他的行动真的是非常自如，从未有被割伤的经历。直到讲习会结束之后，他开始对现场进行清理，此时的他才变得小心谨慎。因为此时，他念力中的“金钟罩”已消失了。要知道，当我最开始知道那些碎玻璃都是真的时，我还真的被吓坏了，因为那种动作确实非常危险！

可见，精神的力量恰恰是人类与生俱来的最厉害的一种能力。以前，持怀疑态度的科学家始终对这一点予以否认，他们认为，比起神秘主义，这种观点就更加虚无缥缈了。然而如今不一样了，已经有愈来愈多的科学依据客观地揭示出这样的结论：人的精神，确实可以对他们的身体机能产生影响。（我会在本书后面的章节中为大家陆续地介绍这一方面的研究成果。）这不但是我自己的观点，同时也是当今全世界的医学工作人员及科学家一致同意的观点。

对今天的大部分人来说，精神的力量是新兴的一个探索领域。然而其实，心与身的互动在长时间的临床治疗中始终被应用着。举一个最为简单的例子，例如你不幸得了某种疾病，假如你十分相信自己的主治医生或者心理治疗师，那么你就会有非常好的心态，康复得也会更加迅速。值得嘲讽的是，之前的医学研究人员却一直视“心身互动”为治疗的阻碍，他们企图将所有心理因素的影响都抹去。但是如今，通过运用药物测试等方法，主流医学界已经证明了心理与身体之间的巨大互动作用，从而赋予其科学上的意义。据此，一个新的医学分支——“精神神经免疫学”诞生了，这个学科专门研究疾病和精神安康之间的联系。

情感更加需要安康

2003年，《身心医学》杂志发表了一项实验报告，该实验的主持者为卡内基·梅隆大学的谢尔登·科恩（Sheldon Cohen）教授（美国的心理学家）。他发现，心态积极的人很少被感冒“打败”，就算患上了感冒，乐观的人也比悲观的人好得更快。

心态很好、心理健康的人，对他们的思想、感受和行为是否有益了如指掌，他们知道如何运用健康的态度处理生活中的压力和问题。可是，生活中人们难免会碰到许多不如意或太过刺激的事情，这便致使他们的情感遭受挫折，失去心理方面的健康。强烈的哀伤、焦虑与紧张，进而削弱人的免疫系统的功能，让人更易患病。这些刺激性的事件包括：过大的工作强度，工作上获得的奖励和提升，孩子离家，亲人离世，离异或结婚，生儿育女，得病或受伤，家庭财务出现危机，搬家，等等。种种事情都会对人的心理健康造成影响。甚至还可以这么说，有的时候，“好”的转变和“不好”的转变带给人的压力是一样的。

人的身体情况被他的思想、感觉以及行为方式影响着，当你的状态是紧张、焦虑或者哀伤时，你的身体就很容易疲惫、疼痛，以此“提醒”你关注自己的情绪，以免对自己造成进一步的伤害。假如在生活中，你的身体总是不遗余力地高负荷运转，那么你就更加要关注自己身心方面的健康。如今，我们已经明白，不管是正面的心情、态度，还是负面的心情、态度，都会对疾病的发展产生影响。毕竟，在最近这几个世纪中，我们将人类的心灵与身体之间的共生关系给忽视了，我们已深深地陷入狭隘的、僵化的物质主义的陷阱中。这种情况的确需要改变了！

许多因素会让你得病：遗传、基因、环境、饮食，还有精神压力、情感以及心理等。你的生病可能是上面所说的一种原因所导致的，也可能是它们共同发生作用而导致的。尽管积极的想法不一定能让你马上打败病魔，然而我相信，在任何康复治疗中，积极乐观的态度都是非常重要的！

然而也有的时候，不管人们怎样积极，接受怎样先进的医学治疗，依然难以战胜疾病，似乎没有什么办法可以和它抗衡，可是，这并不表明你是错误的或者你便是一个失败的人。作为一名专业的康复治疗医生，我觉得，生命的质量与生命的长度的重要程度是相同的。因此，我们要竭尽全力提高自己的生命质量，让自己更快乐地生活。我会在这本书中讲述许多病例，并讲述我从各种杂志中搜索到的与心身医学探索有关的研究成果。这些患者与病魔顽强地斗争，他们所做的事情让人备受鼓舞，他们有许多打败疾病的诀窍，相信你必定会从中有所收益。

希望这本书能教给大家一种“让自己变得更开朗”的办法，如此一来，便能让你尽可能地少些痛苦，少些疾病。大部分人只有在患病的时候，才会产生去看医生的念头，才有学习自我康复治疗的想法。这是不对的，从此刻开始，你就应当养成自我康复的习惯与意识，切莫等到患病时再着急。

我始终觉得：人们应当转变对康复治疗的看法，不要觉得康复治疗是患病后才做的事情。相反，应当强调这种观念：让我们通过自我康复的习惯与意识变得更加健康、更加强壮，预防疾病，远离疾病。知道了这一点后，人们才可以更加有效地与疾病做斗争。

YOUR MIND
CAN HEAL YOUR BODY

目录
CONTENTS

心中的能量 / 001

Chapter 1

002 / “心疗”与驾驭负能量
005 / 反安慰剂效应
007 / 求生的欲望——苏的奇迹
009 / 我们可以把握自己的健康
011 / 情绪和内分泌的相关研究
013 / 听懂身体对你说的“话”
017 / 找到压力，将它消除
019 / 要将你的情绪表达出来
022 / 提升免疫系统的功能
025 / 别让负能量塞满整个脑子

心理能量调控 / 029

Chapter 2

030 / 勇于面对负能量
035 / 不要被“坏消息”压垮
037 / 压力的危害
040 / 面对困境的高招

051 / 为患者向亲友说几句话……
053 / 不同人格的自我调控
055 / 接受则是胜利

健康随快乐而来 / 057

Chapter 3

058 / 负能量是怎样产生的
061 / 悲观情绪影响人际关系
062 / 乐观的前提——现实
065 / 乐观与悲观的心理效应
068 / 乐观与悲观的医学原理
072 / 教你如何驾驭负能量
074 / 不要过于关注危险
076 / 自信是健康之源
081 / 乐观无价

打败恐惧 / 083

Chapter 4

085 / 无知是恐惧的源头
086 / 恐惧的“食物”是注意力
088 / 有关恐惧的实验
090 / 是战斗，还是逃跑?
093 / 恐惧和忧虑之间的区别
094 / 恐惧同样会“传染”
095 / 恐惧是后天学习的
097 / 怎样处理“手术恐惧”
101 / 请其他人帮你打败恐惧
103 / 释放恐惧，能赶走恐惧
105 / 挖掘积极的记忆

将内心的愤怒征服 / 111

Chapter 5

112 / 愤怒损害健康
113 / 研究“愤怒对健康的坏处”
116 / 由愤怒导致的生理反应
117 / 愤怒源自何处
120 / 攻击自身，还是抱怨环境
122 / 有序消除心中的愤怒
126 / 拒绝愤怒的“掏空”
130 / 活在当下
131 / 与愤怒面对面“交流”

摆脱自责的伤害 / 133

Chapter 6

134 / 染上疾病并非“犯错误”
137 / 自责，真的是一种高尚品质吗？
139 / “享乐”和自责的矛盾
142 / 摆脱自责感的束缚
144 / 自责对健康的影响
146 / 化解自责的部分建议
147 / 缅怀曾经不如创造未来
149 / 学习“宽宥的冥想”

引导性幻想 / 153

Chapter 7

154 / 幻想的巨大“魔力”
157 / 有时候，大脑很“傻”
161 / “引导性幻想”的相关研究

166 / 幻想是你天生的才能
170 / 驾驭负能量的意念
173 / 勾画出你自己的心灵图像

创造力带来生命力 / 175

Chapter 8

176 / 能量诊所的色彩
181 / 艺术对于去除负能量所提供的帮助
184 / “生存者”的诗篇
185 / 写作，一种全新的治疗方式
190 / 音乐的积极作用
194 / 园艺让人身心舒适

健康的人际关系 / 199

Chapter 9

200 / 不良社交带来负能量
202 / 女性不幸婚姻产生负能量
205 / 危险的情感饥渴
207 / 慈悲心的“学习”
208 / 和谐的家庭削弱负能量
211 / 不要让负能量绑架人际关系
213 / 让正向的情感得以发展
215 / 朋友之间的能量交互训练
216 / 夫妻关系的“消毒剂”
217 / 学会沟通，打败孤独
219 / 护理人员的心态调整
220 / 宠物也可以减弱负能量
222 / 驾驭负能量

声明

本书的出版并不是为了取代常规的临床医学治疗，而是作为临床医学治疗的辅助与补充。假如您身患任何急性或慢性的疾病，您首先应当前往当地正规的医院接受临床医学的治疗。对于因本书信息的直接或间接错误运用而导致的各种伤害，本书的作者及其出版商不负任何责任。

Chapter 1

心中的能量

在进行康复时，我们务必要直面我们自身的“阴暗一面”，即我们因为害怕而竭力否认与压抑的那些负能量。

——沙克蒂 · 盖文（Shakti Gawain）

“心疗”与驾驭负能量

直到现在，人们才通过科技手段证明了身体和心灵之间的关系。然而事实上，从人类文明教化的初始阶段开始，人类就已经知道：心灵是可以影响并控制身体的。从古至今，很多人曾经亲眼看到过诸如宗教领袖、精神偶像抑或苏非派（伊斯兰教的神秘主义派别）的信徒们，是怎样对人的身体进行控制的，那些事件堪称骇人听闻。而早在2000多年前，古希腊哲学家希波克拉底（后人将其称作“医学之父”）便这么认为：精神乃人们康复不可分割的一部分。在古时候的中国，中医理论的核心思想便是情感和身体之间的互相影响、互相作用。此外，中世纪的基督教徒们也意识到：身体与心灵之间是存在联系的。只是当时还没有出现相关的理论见解。

据说，早在17世纪，著名的哲学家、科学家笛卡儿（René Descartes）在某一天清晨从梦中醒过来，由于突然受到灵感的启发，开始对抽象的玄学进行研究。最后，他得出这样的结论：人的精神和肉体是两个分离的实体。那时候，一个科学家是不准从事精神领域的研究工作的，只有罗马天主教会才能做这种事情。这是由于，那时候的社会要求科学家只可以研究物质领域。从那时开始，精神和肉体的研究就被划分成彼此独立的两个领域。科学家们是绝对不敢逾越雷池半步的，而宗教界则排斥了身体，只在灵魂和精神的领域中对人的思想、理性和情感进行研究。

在那个麻醉药物及外科手术还没有出现的时期，患病是一件十分痛苦的事情。就像英国作家塞缪尔·佩皮斯（Samuel Pepys）所说的："一般而言，得病就意味着死神的到来，教会的精神慰藉对疾病几乎没有什么疗效。"1838年，伦敦大学的一名备受敬仰的应用医学教授——约翰·伊利奥特森（John Elliotson），与其学生詹姆斯·埃斯代尔（James Esdaile）（英国东印度公司的一位医学工作者），一同进行了许多次"无痛外科手术"。其实现无痛的办法就是通过催眠术对患者进行麻醉。

在当时，这种方法已经是非常了不起的了。正因为这样，患者们经常对这种"欺骗与被欺骗"的有效性产生质疑，他们总是不断地询问亲戚朋友，始终无法下定决心进行手术。然而事实上，埃斯代尔所提供的数据绝对可以让人们放下心来：那时候，外科手术的死亡率为40%，而埃斯代尔及其老师所做的手术，则将死亡率降低至5%左右。可惜的是，就算取得了如此辉煌的成果，那时候，却没有人愿意接受这一事实。后来，伊利奥特森被皇家医学院和外科界驱逐，他和埃斯代尔还遭到统治阶层的迫害。

这种肤浅的认知一直持续至20世纪初期。在第一次世界大战爆发的时候，情况才发生了转变：人们发现，战场上的士兵会仅仅因为害怕而死去。换言之，对"死亡将要来临"的预期，会带给人极大的恐惧，从而让人的身体产生生物学意义上的复杂的崩溃，最终将人"吓死"。

然而，更有意义的是在第二次世界大战时期，美国的军医亨利·比彻（Henry K.Beecher）所发现的事实。当时，一场战役正在意大利的安齐奥海滩上进行，那时候，用于让受伤士兵镇痛的吗啡奇缺，比彻发觉，只要为士兵注射盐水，而对他们说“这便是吗啡”，就可以有效地缓解士兵们的疼痛感。这种镇痛原理根本就是以心理暗示作为基础的，这也就是著名的“安慰剂效应”。

在后来的研究中，人们发现，在任何医学治疗的过程中，有大于35%的疗效都是因“信任”而产生的，即因为“安慰剂”而产生的。如今，安慰剂的功效已经被完全证明有效，并理论化了。2002年，在《美国精神病学》杂志上登载了这样一项研究报告：科学家们为患上抑郁症的病人提供一些没有治疗作用的药片（不让他们知道是没有作用的），结果有38%的病人被报告其长时间的抑郁情感有不同程度的恢复，这些患者的大脑扫描记录也表明，他们的血流量以及生物电活动有显著的上升趋势。尽管到目前为止，科学家们还未对人类复杂的心理机制有完全的了解，但已经认识到：人的内心中蕴藏着极大的力量，以至于某些标准的医学调查对疗效进行评估的时候，也要求分开计算药物和心理的疗效。

比彻医生和其他人的研究证明，借用药物的心理暗示，会产生35%左右的安慰功效。这表明，在人体的康复过程中，积极肯定的想法与期望（而不是药物）会产生35%的奇妙作用！这种功效不只限于使用药物，科学实验表明，将外科手术作为安慰剂也同样是有效果的。2002年，医学界的权威杂志《新英格兰医学杂志》发表的一项研究报告对这样的影响进行了证明。在研究中，医生仅仅在膝盖关节炎患者身上切开一个小切口而并未继续进行手术，但对他们说，手术已经完成了。最终的研究结果证明，安慰剂手术也同样将这些人的疾病治愈了，其效果相比那些进行了正常关节炎手术的患者，并无任何差异。组织该项研究的涅尔达·雷（Nelda Wray）博士说："这项研究证明，成功治愈的所有功劳应该归安慰剂效应。"在另外一项研究中，医生通过心绞痛手术，对安慰剂效用的影响力进行了测试。他们先麻醉患者，接着将患者的皮肤割开，不过并未继续进行手术。事后，这些被进行了"虚拟"手术的患者的症状，改善的程度达到了80%（比安慰剂的标准效用还高），而那些进行了正常的心绞痛手术的患者却只有40%的疗效。由此可见，所谓的"精神外科手术"也就可以被清楚地解释了，或许，它们确实是有效的。

反安慰剂效应

相信许多人都听说过"安慰剂效应"，知道它可以产生积极的效果。但是，听说过"反安慰剂效应"的人就不多了（甚至在医生们当中）。这个概念首次出现的时间是1961年，它指的是通过心理作用达到的消极效果。只有在很少的情况下，人们才会使用"反安慰剂"，且一般只在实验中使用。比如，病人常常会对药片的颜色产生反应，而对于它们的实际成分，他们并不关心。当粉红色的药片貌似可以引起积极的反应时，那么蓝色的药片便跟疼痛产生联系了。

我能够告诉你一些"反安慰剂"的实验。在一项实验中，医生给一组患者每人一杯糖水，并对他们说，这是一种能够催吐的药。结果，在将这杯普通的糖水喝完之后，多达80%的患者产生了呕吐的症状。（效果是这样令人惊骇，这也是为何“反安慰剂实验”并不常见的缘由）。

还有另外一项实验，医生让患有哮喘病的人吸进雾化的盐水溶液，该溶液原本是可以让他们的症状减轻的。然而，在他们吸完以后，医生却“骗”他们，说这是一种刺激性溶液。结果，几乎全部受试者都开始出现呼吸困难的症状，有的人的哮喘症状很快全面地变得更加严重了。稍后，医生再让病人们吸进和之前相同的盐水雾化溶液，不过这回却对他们说是对扩张气管有帮助的药物。于是，很快，他们又都恢复了原状。在这项实验中，患者并未认识到：他们之所以会病情加重，其实是因为气管收缩而引发的（他们的支气管确实是出现了收缩的现象），而并非溶液自身的作用。由此可见，只通过自己的“意愿”，患者就能够让自己的支气管收缩起来，让自己的症状有所加重或者有所减轻。

在英国胃癌治疗中心进行的一个研究项目表明：在使用安慰剂治疗的患者中，有30%的患者出现了一般只有进行化疗之后才会引发的脱发现象，有56%的患者出现“与药物有关的”呕吐症状。将糖丸当作有毒的化疗药物，人在将其吞食下去之后，会觉得难受，谁都能理解这一点，然而他们的确掉发了，这就让人难以理解了。而在另外一项研究中，患者在相信他们“的确服下了抗生素”后，他们的身体上出现了链霉素毒性反应（皮肤发炎或者皮肤发生过敏反应），甚至有些人出现了频率高低不同的失聪症状，此为典型的抗生素反应。然而问题是，他们吞食的只是糖丸罢了。

由此可见，人的意念有多么大的力量！假如人的思想可以产生如此巨大的消极反应，那么让它反过来，它是不是也能对身体产生同样巨大的积极影响呢?

积极的希望和消极的希望，都会产生作用，安慰剂与反安慰剂便是通过这种方式对大脑进行刺激，从而产生与药物等同的疗效，甚至，它还可以治疗诸如帕金森病之类的顽疾。2005年，加拿大医学研究人员发现，给帕金森病患者注射的不管是药物还是安慰剂，都能够帮助他们释放更多的多巴胺。

现代科学已经意识到心理作用对于身体康复的重要意义，安慰剂效应完全能够作为一种治疗疾病的方法。接下来，我将对我治疗过的一些患者进行介绍，他们都是在实践中积极地使用“念力作用”的人，他们的康复也证明了心身之间的互动作用。相信你会跟他们产生共鸣，并有兴趣学习“自我康复”。

求生的欲望——苏的奇迹

我首次与苏相见是在1994年，那时候，恰恰是她被确诊患有肺癌的第六个星期。苏当时42岁，早就结了婚，有个17岁的女儿。扫描检查出来的结果是：她的肺叶中长有肿瘤，同时也已开始转移。她的主治医生对她说，医学对这种疾病是无能为力的，并预计她只能再活一年。因为当时肿瘤已经影响了她的呼吸。她接受了放疗，好让肿瘤缩小，然而与此同时，医生也对她说：这么做只可以让她的痛苦有所减少，却无法拯救她的生命!

放疗还影响了苏的气管呼吸和食道吞咽的功能，正是在这时，她想起来我这里接受治疗。那时，她说：

我来马修医生这里进行治疗时，有好几天都不能吃饭了。当他将手放到我的胸口处时，我明显能感受到一股强大的热能正在灼烤着我。在整个讲习会期间，这种灼热感一直存在着。讲习会完毕后，我就好像有了食欲，觉得非常饿。在回家的途中，我迫不及待地停住脚步，找了一家饭店，兴高采烈地享受了一顿美餐。让人感到奇怪的是，我已经完全没有吞咽的问题了，换言之，我吞下食物的功能又回来了！真的十分有效！一年的时间过去了，我仍然活得好好的，而且精力十足。我的主治医生感到十分开心，他开玩笑地说："继续证明我是错误的！"

苏成功了。6年后的2000年，医院认为，她可以"将警报解除"了，因为经过X射线的检查，在肿瘤原来生长的地方仅有一点疤痕的组织结构，癌肿已经不复存在了！如今，20年已过，她仍然活得好好的，并且十分健康。那么究竟发生了什么事情，让原本正常的医学预测出错了呢?

苏对我说，那时候，她根本就无法接受"只能活一年"的现实，她决定一定要跟病魔对抗到底，将熊熊怒火瞄准"发生故障"的细胞。在我的讲习会中，自我康复训练让她看见了希望，她意识到，她并非一个非常可怜的癌症患者，她还要做更多的事情，还有许多东西等着她去完成。在康复训练中，她幻想着自己抵达了一个非常宁静的地方，"一块所有邪恶都无法触碰我的净土"。接着，她想象自己体内有许多白眼睛的白狗，它们长得健康强壮，皮毛有光泽。它们在她体内跳着，跑着——无数条这样的狗在她体内找寻着癌细胞，一旦找到癌细胞，就马上狼吞虎咽地将它们吃掉……

尽管从严格的数据方面，我们还无法得知康复治疗中个人的努力可以取得怎样的效果，然而我们已经通过临床得知，只要患者接受康复治疗的训练，其生命质量必然会有所提升。科学的论据表明，强烈的求生欲可以帮助很多癌症患者挺过难关，相反，长时间的紧张、绝望以及疑惑，就会让身体康复的能力降低，让身体变得更加虚弱，症状更容易变得严重。

一切康复治疗皆为自我康复。请牢记，外科医生能够进行一次心脏分流手术，将心脏病发作的物理因素去除掉，然而，这样并无法让你完全康复，完全康复包括身体与心灵这两个方面的康复。指导和进行手术是外科医生的职责，而作为一个康复治疗医生，我的职责则是指导和帮助你的身体、心理、情感以及精神，让它们重获新生。

我们可以把握自己的健康

康复治疗为伊芙带来了莫大的帮助。1990年，她被确诊眼内长有肿瘤，而且已经对生命造成了威胁。那时候，她完全不知道该如何是好了。当时，我正好在澳大利亚举办讲习会，于是，我开始帮她进行康复治疗。后来，她在日记中这么记述道：

诊断结果将我正常的生活轨道打乱了，我的双眼还可以看到东西，可它们失去了迷人的光彩，再也无法“放电”了。而且双眼非常疼，我的半边脸都肿了。在前往讲习会以前，我去看过专家，可是专家的警告让我感到非常绝望。他说，我的眼球将被摘除掉，然后代替它的是一颗类似珊瑚之类的移植物。尽管我不愿接受这个冷酷的事实，可它确实是真的。我无法接受这种结果！我明白，一定还有更好的法子！后来，马修医生证明了这一点。

人们常常会问我：患者们会在康复治疗讲习会上感受到什么东西？伊芙的记述是最有代表性的：

他将手搭在我的肩膀上，顿时，我感觉到一种强烈的灼热感，十分热，以至于我浑身都因此开始颤抖。那时候，我觉得自己的灵魂似乎从身体里飘出来了，在空中游离着，接着被非常耀眼的白光与爱团团包住。我不能解释所有这一切，只能将它视为灵魂的游荡。这真的是一次让人惊讶的经历。后来，在接受多次治疗之后，我的脸颊渐渐地不再肿胀了，眼睛也恢复了正常，眩晕的感觉也消失了。

一周后，伊芙回到医院接受检查，她的主治医生感到十分惊讶，因为他发现，不但伊芙的脸部不再肿胀了，同时，就连她的肿瘤也不见了踪影。他提议让伊芙继续在我这里进行康复治疗，“遗憾的是，我不会这种治疗。”他说。在伊芙的日记中，还有这么一段话：

从现在开始，我要自己把握自己的命运，康复治疗的成效证明了这一点：我们是可以把握自己的健康的！有许多办法等着我们去使用！我们有能力驾驭自己！这次体验给了我启示：勇往直前，决不退后。正如我一样，你也能够活下来。

伊芙与苏一样，在16年后的今天，依旧健健康康地活着。

尽管伊芙很细致地描述了她在康复治疗过程中的感受，不过，依旧有许多人好奇于“康复治疗”（我对患者的治疗）和“自我康复”（患者自己对自己的治疗）之间的影响，他们不知道我在进行治疗时，究竟出现了哪些变化，对于患者内心的连接，我的导入产生了何种作用。一名被我治疗过的患者曾这样描述他那时的感受：

假如你静不下心进行冥想，那么马修医生会为你提供帮助。举个例子说，有一扇巨门你无法打开，而马修正如上面的洞那样，让你轻松地穿过，抵达另外一种境界。在他的讲习会上，你可以彻底地放松自己，但与此同时，又能保持十分清醒的状态，准确地说，是进入清醒地做梦的状态。讲习会是一条帮你抵达冥想状态的捷径。

情绪和内分泌的相关研究

作为人类，我们都具备知觉和情感，而医学方面的研究对它们与我们身体状况的紧密联系进行了证明。在人体所分泌的激素当中，妇孺皆知的内啡肽（人体内发挥镇痛作用的一种激素），便是通过愉悦情感分泌出来的；而引发剧烈心跳以及让人紧张的激素，则是通过害怕、愤怒的情感引发的。正如苏和伊芙所发现的那样，通过意念，人们能够把握自己的心境，从而对人的身体健康产生影响，让人产生更好或更差的感觉。

那些情感健康的人，对自己的想法、心情和行为了如指掌，他们知道如何用健康的方式来处理日常生活中出现的压力和问题。他们有良好的自我感觉，人际关系也非常健康。可是，在日常生活当中，经常会有许多突发情况出现，从而将这种健康情感破坏，让人有哀伤、压力和焦虑的情绪，而人的身体与思想、感觉、行为方式又是相互照应的，当你因为那些突发情况而产生紧张、悲伤的情绪时，你的身体就会竭尽全力“提醒”你，某些地方发生了故障，要留意。身体的“说话”方式便是身体的反应。

举个例子，假如一个人觉得紧张，觉得焦虑，那么他身体里的肾上腺素与皮质醇（因恐惧而引起的一种激素）水平就会升高。这两种激素过量分泌，会对免疫系统造成伤害。一旦免疫系统被压抑，人便很容易得病。紧张还会刺激身体内的其他一些化学物质，引发“病态型”的行为，例如喜怒无常，饮食和睡眠方式发生变化等。很多疾病都是因为紧张情绪而恶化的。研究表明，多发性硬化症的复发大多是因为让人紧张的事件引起的。

相反，良好的心态也会对人的免疫系统产生影响，然而这是正向的影响。在加利福尼亚大学进行的一项研究表明，笑对人的健康十分有益。研究人员将医学院的学生作为样本，在其刚刚观赏完一场喜剧电影之后，测试他们免疫系统中对抗病毒的T细胞数量。结果发现，在学生们的免疫系统中，T细胞的数量出现大幅度的增长，另外，自然杀伤细胞（一般被唤作“NK细胞”）的数量也增加了许多，这让人体抵御病毒风险的能力有巨大的提高，人的情感会对大脑中的神经递质（一种在神经细胞之间传递脉冲的化学物质）产生作用，神经递质再向身体的各部位传送相应的情感，刺激各类身体反应，所以，在心灵和身体健康之间存在着必然的联系。可以这么设想，区区15分钟的尴尬情绪就会让你面红耳赤，更何况那么长时间的恶劣情绪，它们又会给身体带来怎样的伤害呢。

听懂身体对你说的“话”

安杰拉（Angela）的病确诊了，在她的脑垂体腺中，长有一个良性肿瘤。脑垂体腺具有分泌催乳激素的作用，而催乳激素的作用在于对乳房发育和哺乳期女性分泌乳汁进行调节。因为安杰拉的脑垂体瘤压抑着她的脑垂体腺，脑垂体腺再也不听从垂体的指挥了，它开始肆无忌惮地形成许多高于正常水平的催乳激素。举个例子，这种反常的状态便是腺体躲过了免疫系统的“检查”，免疫系统无法获得警告，也就无法让它们的生产停止下来。过量分泌催乳激素的直接结果便是停止分泌雌激素，因为身体不会让一个正在喂奶的母亲马上怀孕。

那时候，因为受肿瘤的影响，安杰拉看起来正如一个刚生过孩子、正处于哺乳期的女人那样（尽管她并未生孩子）：她的乳房一直胀痛着，还在分泌乳汁。此外，她也备受雌激素停止分泌所引起的疼痛折磨：没有卵子产生，没有月经，也没有性欲。倒是有一种能够减轻她的症状的药，然而她有整个后半生都要服用这种药的可能。安杰拉非常讨厌通过服药进行治疗，更何况还要服用那么长时间。她决定找到彻底消除催乳素瘤的办法，她说："我需要好运才可以找到让自己的身体平衡的办法，我应当努力地将长肿瘤的原因找出来。"

最终，安杰拉在我的康复治疗讲习会上通过冥想知道了长肿瘤的原因。她聆听了她的身体向她传达的"讯息"。

在我知道自己的诊断结果之后，我经历了一段非常疲惫的情感历程——承认，直面，到最终摆脱阴影，全然忘记痛苦。之前，最让我感到不安的是我对无法再有孩子这一事实的"貌似接受"，因为我的丈夫在第一次婚姻中已有了三个孩子，他不想再要小孩了，可在这件事上，我一直痛苦着。幸运的是，在进行康复训练以后，我停止了这种念头，再也不去想不能有自己的孩子的痛苦。我找到了让我与我丈夫烦恼的源头，这让我的身体很快变得好起来。对我而言，肿瘤已变成了一件礼物，让我有机会进行自我实现，找出真相，让我从中有所收获。

注意聆听身体向你传达的讯息，它们往往都是非常微弱的，也有一些是强烈的，比如背痛，脓疱感染，溃疡，或严重的喉咙疼痛——这些都是你的身体在努力地引起你的关注，让你知道你得病了，要你赶快找出患病的源头，要你与身体的需求相互协调。正如苏和伊芙一样，不管是用冥想、心理治疗、与朋友交谈，还是其他的什么办法，总之，要寻找你患病的根源，才可以将病痛彻底解除。所以，身体与症状所传达的讯息有着巨大的利用价值。

有时，病人会对我倾诉他们的情感，比如恐惧、愤怒、悲伤、热望、爱、兴奋或其他情感。我就询问他们：“当你产生某种情绪的时候，你知道你的身体上有什么相对应的反应吗？”他们往往会告诉我，紧咬牙关，胃在蠕动，或胸口疼等。

对于患者而言，聆听身体的“话语”，首先要做的事便是集中意念，该阶段是一个从无意识的状态进入有意识的状态的过程，同时是让身体、感觉以及情感之间互相开始建立关系的过程。当病人可以连接起身体和情感的时候，我就鼓励它们将注意力集中在身体上，感受体内的反应。有些人觉得，将身体和情感连接起来是件很困难的事情，好像强迫他们似的，所以，就算他们得知自己体内的反应，也仍然无法确认出相对应的感受。他们或许会说，“我感觉胃正在收缩”，抑或“我的肩膀绷得很紧”，抑或说“我的双腿感觉毫无力气，在抖动着”，然而就是无法确认相对应的情感，例如“我恐惧”，“我愤怒”，抑或“我伤心”。这种病人往往情感知觉相对来说迟钝一些。

承认意识到的身体反应，接着与相对应的情感进行连接。例如你的身体正将某些感觉传达出来——“我有打人的冲动（表明生气的情感）”或者“我想逃跑（表明害怕的情感）”。当你连接了身体反应和情感，可以确定你的身体上的反应便是心中情感的外在表达时，下一个问题便是：“我正在与谁交谈？”

尽管许多患者可以将其身体的反应与心灵中的情感连接起来，从而准确地将自己的内心情感说出来，然而他们并不一定能知道自己在和谁交谈。例如，有时，他们表面上是对自己的丈夫、妻子或情人发火，但其实他们真正发怒的对象也许是自己的父母，他们的配偶只不过是他们幼年时所受创伤的现今对象。他们的配偶或许一直都在扮演他们的父母曾经扮演过的角色，不知不觉地回应着他们的幼年时期，仅仅是情境不同罢了。意识到这一点，当他们得知自己的配偶并非真正的发泄对象的时候，往往都会摆脱紧张的关系。

意识到自己还有许多的路可走，不可以像依赖自己的父母那样对配偶百般依赖时，彼此之间的紧张往往会减轻许多，他们会发觉，有很多之前从未看到过的机会为他们敞开了大门，有各种不同的方式能够处理事情，知道了能够培养全新的力量、能力以及自信，之前的无助感、无能感也会渐渐烟消云散。

尽管实际上身体并不能与你说话，可是你绝对应当聆听它向你传达的讯息，比如疼痛、不舒适、疲倦等。在必要时，身体上的器官、腺、免疫系统以及神经系统会输送这些讯息，它们通过身体反应的形式出现，经常带有某种程度的不适感，即身体上各种各样的症状。由于在日常生活中，人们必须留意身体之外的事情，不可能将所有注意力都集中在维护自己的健康上，因此，健康问题也就会时不时地出现了。

这也就需要人们时不时地仔细地对待身体的“话语”，聆听它传达的每一个细微的信号，唯有如此，人们才可以做到防患于未然，让自己的健康状况获得改善。人们会本能地对身体传达过来的信号不断地做出反应，饥饿的时候就会吃饭，疲倦的时候就会休息。当人们故意选择忽视身体暗示的时候，身体就会不停地反复提醒他。我想肯定有许多人都有过这种经历：为了完成一件工作或者赶工期，无论有多疲惫，都不上床休息。

此时，身体便会不停地做出反应进行提醒，反应会越来越强烈，让你觉得越来越疲惫，直到患病。这便是身体在反复提醒你的一种形式。人的身体向人传达各种讯息，要他进行解释与回应，人们根据内在和外在的种种情况，选择相对应的行动，然后身体反馈检测程序根据心率、体温、血压等，估量人在行动之后所产生的种种结果，是紧张抑或是放松，来决定需不需要再次向他传递信息。这整套的反应被看作一个“反馈回路”。

大家都明白，紧张与压力是导致很多病患的主因。假如你处于紧张的状态之中，那么身体会清楚、直接地给你发送信息，让你选择减缓压力的行动。然而，首先，这需要你意识到身体所觉察到的压力，你才可以采取调节或控制的行动，假如感觉非常迟钝，也就不用说有什么调节和控制了。要知道，并非所有人都可以敏锐地意识到身体传递过来的任何微弱的讯息。这要通过训练自己对身体的认知与觉察能力，才可以更加准确地掌控身体在日常生活中的需求。只有更多地了解身体所发出的任何细微的信号，我们才可以更好地对它们进行解读，从而选择更好的行动来对身体的需求做出回应，让身体一直都处于良好的健康状态中。我坚信，只要愿意学习，每个人都有通过聆听身体信息来改变自己健康状况的能力。

找到压力，将它消除

你知道自己身上现在正在承受的压力有多大吗？你了解它们吗？

通过接下来的这个训练，你可以对自己的压力指数做出大致的判断。具体进行练习的时候，你要请朋友帮你朗读，朗读的速度要尽可能缓慢一些，要留出充分的时间让你思考，要确保在听下一个问题时，你已经完全想好该如何回答上一个问题。

以舒适的姿势坐着或者躺着，紧闭双眼。感受一下，看看你能在身体的哪个部位感受到紧张与焦虑。不要大声给出答案，在心里默念即可。

●你可以感觉到额头或下巴出现绷紧的感觉吗?

●你的后颈、双肩，还有身体其他部位都是什么感觉?

●你感觉到自己的脸在发红，心跳变快，体温变高或者变低吗?

●你认为自己在不知不觉地屏息、叹气、磨牙、抓挠自己或者握紧拳头吗?

●你觉得自己的胃有痉挛的现象吗?还有没有别的更加细微的反应?

●在平时，你的脑子是运转非常迅速还是空白的一片?你有失眠的毛病吗?你可以集中注意力吗?你可以静静地坐着吗?

记录下这些身体信息。你越了解身体的反应，就越能消除压力。练习的时候，要关注任何下意识的念头、记忆以及模糊的感觉。聆听你体内的疼痛或者症状，就如同它们是梦，要被解开一般。

在练习中，你要注意聆听身体给你传达的信息，即身体的那些紧张反应。通过身体的这些反应，你要判断出自身的压力，它们是什么，程度有多大，比如“我非常疲惫，我非常孤独，我受到了伤害，我非常茫然，我需要有人来照料我……”。

当一个人有压力的时候，肌肉会出现绷紧的现象，但并非所有的肌肉紧张都会引发疾病。肌肉紧张是人体自然调节的一个部分，唯有当人积累了过量的肌肉紧张的状态，同时这种状态持续了很长的一段时间之后，它才会引发健康问题。通过上面所说的这个练习，你将会对自己的压力有更深的了解，弄清楚它是长时间的不健康的反应，还是只是正常的调节反应。只有对它进行了了解，你才可以有效地将它消除掉，让自己放松下来。

要将你的情绪表达出来

我们每个人的身体特征、教育情况、个人阅历，还有所处的文化环境都是不相同的，因此，我们的情感与处理情感的方法也都不相同。在地中海沿岸的国家，假如人们失去了自己的亲人，他们会毫不掩饰地将悲痛表达出来，这种态度不会受到他人的责难。然而，在北欧国家，情况刚好是相反的。那里的人们总是希望失去亲人的人可以变得坚强，希望他们抑制自己的眼泪和悲痛，以免让他人也跟着一起痛苦。相同的道理，我们自己的特质也对我们处理感情的方法起着决定性的作用。承受压力的能力的大小，是由每个人的体质和心态决定的。在日常生活中，不管是积极的情感，还是消极的情感，都是一定会出现的。这非常正常，例如害怕危险，例如对不了解的事物感到忧虑，还有对自己的无能感到气愤，抑或遭受损失的时候感到伤心。这些情感都是非常正常的，是人天生的本能，我们不应当压抑它，要学会通过健康、适宜的办法将它们表达出来。

有时候，人的情绪会爆发得非常强烈，就像要将你吞没掉似的，以至于你必须找人倾诉才可以平静下来——这个人有可能是朋友，也有可能是心理医生。否则，这种情绪（例如郁闷或者愤怒）会一直压抑着你，直到你抓狂，然后通过某种方式在表面表现出来，比如生病。你可以在一个你认为安全的环境中去发泄，以作为保护自己不受伤害的身心安全阀，例如哭泣会降低人的压力激素（皮质醇）水平。在生活中，一个人需要有“情感调色板”（种种感情）来解决各种困境，假如你经常只用一种情感来解决生活中的各种问题，那么你就有可能遇到麻烦。在人们陷入糟糕的感受或情绪中时，人们会同样地用糟糕的看法对待问题，例如当你觉得失望、伤心的时候，你便会用悲观的态度看待全部事情，你会将事情预料得最糟糕，同时不停地责怪自己，而这又会让你的心情变得更加糟糕。

人们对世界的看法关乎着他们的健康状况。一般来讲，悲观的人都会有自卑感，长期如此，自己的精神状况便会变得非常糟糕，自然也会对他的身体健康产生影响。所以，要特别关注这种潜在的伤害，尽可能控制好自己的糟糕情绪，从而可以有效地解决生活中遇到的种种压力事件。就算是一点非常微小的自我认知方面的改变，也会深深地影响你的生活。有研究表明，在碰到压力事件的时候，不会解决不良情绪的人很容易得免疫方面的疾病。例如，那些遇事选择逃避、退却，而且总是责怪自己或别人的人，还有那些很少通过生气、哭泣等方式将感受表达出来的人。

打个比方，假如有一天，你与你的丈夫、朋友或者老板吵了一架，在这之后的三四天里，你都可能有喉咙疼痛的感觉。或许你会觉得，这是因为叫喊将声带弄伤了，但实际上，更有可能的是，那时候，你的愤懑情绪将它弄伤了。不管你在那场争吵中占没占上风，强烈波动的情绪都已悄然地为第二场战役埋下了隐患。

你完全无法察觉到的免疫系统与流感病毒之间爆发的战争就是第二场战役。免疫系统是人体将病毒抵御在外的第一道防线，在人体的血液中，免疫细胞在不停地巡视着，其实，它们在接触着每一个细胞，对于它们认识的，就放过；对于它们不认识的，就进行攻击，以防止细菌、病毒的入侵。在一个人感到气愤或者出现剧烈的情绪变化之后，肌体的免疫力就会有所降低，病毒就会趁机入侵。

很长时间以来，我们始终认为，人的免疫系统与大脑/神经系统是彼此相对独立的两个单位。然而，近期医学研究发现，实际上，这两个系统时刻都在进行联系与沟通，互相传递信息。这也表明，人的情感确实会对其免疫系统产生影响。负向的情感，诸如恐惧、愤怒以及愧疚可以降低人体免疫功能，从而：

- 让癌细胞扩散的速度变得更快。
- 让人更易于受感染，包括感染普通感冒以及流行性感冒。
- 加剧动脉中的空斑形成，引发血液凝块的形成，诱发心脏病。
- 让糖尿病的发展速度变得更快。
- 导致或者加重哮喘病。
- 诱发胃部溃疡。
- 对记忆力造成损害。

在接下来的章节中，我将说说怎样处理每一种负向情感——恐惧、愤怒以及郁闷。

提升免疫系统的功能

不良的情感会让人的免疫系统功能水平下降，让人更容易感冒，或者患上其他传染性疾病。所幸的是，丝毫无须依靠医生或者药物，我们就能提高自己免疫系统的功能，其办法就是时时刻刻都让自己保持快乐。下面就是让你保持快乐，以提高免疫系统功能的一些“妙方”：

1.睡个好觉。早上苏醒过来的时候，假如你发现自己依旧非常疲惫，那么证明你的睡眠质量不怎么高，或者没有真正地睡着。大多数人每晚都需要保证有6到8个小时的睡眠时间，假如睡眠少于这个时间，那么你的免疫力就会受到影响。美国匹兹堡大学的研究者发现，睡眠不足会让免疫系统中自然杀伤细胞的数量减少，而自然杀伤细胞是免疫系统跟癌细胞抗衡的一支“主力部队”。

2.建立良好的人际关系。常常跟亲人或者好友一同参加一些社交活动，可以振奋人的精神，使肌体抵抗力有所增强。1997年，卡内基·梅隆大学的研究者曾做过一项以276个志愿者为对象的调查。调查结果表明，那些社会关系广泛的人具有更强的抵御感冒的能力，相比那些内向的、没有多少社会关系的人，他们的免疫力要高出20%。研究者坚信，广泛的社会关系对于人们的身心健康有着十分重要的作用，可以将紧张和压力有效地排除。

3.观看喜剧电影、电视剧。加利福尼亚大学的研究者发现，愉悦的正向情感可以让压力激素（皮质醇）的水平降低，并且可以使免疫细胞出现一定量的增长。他们测试了一群观看一小时喜剧电影的人，发现他们身体中的伽马干扰素有明显的增加。伽马干扰素乃免疫系统中的一种激素，有加速系统内其他成分的反应的作用。由加州洛马林达大学医学院组织进行的另一项研究则发现，当志愿者通过幽默的方式将一个令人紧张的电影的主要内容叙述出来时，他们的紧张程度有显著的降低，纵使是平常不会用幽默面对困难的那些人，也不再感到紧张。

4.参加文化活动。1996年，在《英国医学杂志》上发表的一篇调查报告表明，比起总是待在家里的人，经常参加文化活动的人会更长寿。因为文化活动增加了患者的社会联系，使他们的压力感有所减轻。例如倾听音乐，克利夫兰大学的研究者发现，音乐疗法能够有效地提升人的免疫球蛋白水平。

5.记日记。依据美国得克萨斯州的心理学教授詹姆斯·佩内贝克（James Pennebaker）所进行的研究，坚持记日记会使人们抵抗细菌入侵的能力增强。他发现，假如一个人每日坚持写20分钟的日记，每星期写3到5次，那么，在相同时间里，比起那些不记日记的人，他们看医生的次数要少一半，他们身体里针对细菌、病毒的抗体活性也变得更强。将所有事情都记录下来，对你弄清楚自己的麻烦问题、顺利找到处理的办法、减轻你的压力都是有帮助的，身体也就不再自动分泌诸如皮质醇之类的对身体不利的压力激素。

6.按摩。迈阿密大学的心理学、精神病学教授盖尔·埃罗森（Gail

Ironson）曾指导过一项研究。他让20名HIV携带者每日进行45分钟的按摩，每星期5天，连续按摩一个月。最后，经测试，发现他们的焦虑感有显著的减轻，其免疫系统的功能在很大程度上也有所提高，免疫系统内的自然杀伤细胞活性变得更强，并且数量也有所增加。此外，T细胞的数量也增加了许多，T细胞是帮助人体调节免疫反应的细胞之一。

7.信仰宗教。近日，在《国际精神病学杂志》中，有这么一篇报道，称杜克大学医学中心的研究人员对那些每星期至少参加一次宗教活动的人进行检测，发现相比没有宗教信仰的人，他们的白细胞介素-6水平更低。白细胞介素-6是会导致自体免疫疾病的一种蛋白质。

8.学会想象。想象能够缓减紧张的情绪，前面所介绍的苏，便是利用想象来跟肺癌斗争的（我将在第七章中进行详细的介绍）。科学调查显示，想象能够让免疫系统内的T细胞、自然杀伤细胞的活性以及白细胞的数量增加，从而增强人们的免疫力。在想象时，你可以选择听一些让人放松的CD，CD中可以是浪花的声音，也可以是有人讲解怎样放松下来的声音。

9.做一个乐观的人。当你陷入压力与紧张的状态中时，你一定要怀着一颗积极的心，这不但能够帮助你快速地处理问题，同时也有助于你免疫系统功能的增强，让你变得更加强壮。1998年，加利福尼亚大学对该校法学院的学生进行了一项调查，他们发现，以乐观的态度对待一学年中经历的事情的学生，在6个月后，体内的T细胞数量都增加了。由此，科学家们推测：在碰到让人紧张和产生压力的事件时，人的态度及心情会对免疫系统的功能产生非常重要的影响。（我将会在第三章对乐观主义的医疗效用进行具体的论述。）

10.每天坚持进行身体锻炼。假如你每天都坚持进行锻炼，那么在一整天里，你都会觉得精神十足，并有助于你提高免疫力。曾经有研究者研究过那些走路很快的妇女。他们让那些习惯走得很快的妇女每天进行30~45分钟的快步行走，每星期进行5天，连续行走12个星期。最后，检测发现，在每次行走完后的几个小时内，她们的免疫细胞数量会出现显著的增加。“生命在于运动”，这是必然的，然而，千万不可运动过量，只需快到让自己心跳加速的程度就可以了。而且，每次运动的时间不要超过一小时，假如时间太长，那么体内就会释放出抑制免疫系统的激素，同时，其抑制时间会超过24个小时，反而对身体有害。

别让负能量塞满整个脑子

布鲁斯便是不同态度引发不同结果的一个典型例子。在此之前，布鲁斯从不相信所谓的康复治疗法，对于自己对康复疗法的怀疑，他丝毫不加掩饰。后来，医生检查出他的胆管里长出了肿瘤，他的世界就此全面坍塌。肿瘤在他的身体里不断地长大，他的肝左叶、胆囊连带胆管受到的影响最严重，他似乎已经没有其他的选择，只能进行手术，将这些器官切除掉，手术需要8个小时左右的时间。医生对他说，他的手术只有25%的成功率。同时，对于这种肿瘤，无论手术最终是否成功，都没有什么有效的化疗方法和治疗手段。

对他来说，这样的手术是没有任何意义的，因为他的身体里依旧存在着癌细胞，同时，因为癌细胞具有侵略性，它们很有可能在他做完手术之后，在他的全身迅速地扩散。面对这让人伤心的消息，布鲁斯下定决心不进行手术，而选择其他的办法。“我决定了，我不能就这么听之任之，”他说，“在住院的那段时间里，我看了许多书，知道人们对待癌症有各种不同的方法，这让我的眼界开阔了。我想我得转变自己的认识，与癌症共存，而不是因为它而去世。”

他加入了布里斯托癌症防治中心，改变了自己的饮食习惯，同时坚持每天通过冥想来放松自己，舒缓压力。到后来，他抱着尝试的心态来到了我的讲习所，开始进行康复治疗。他说：

在得病以前，我完全不相信所谓的冥想或康复医生。可是，在得病以后，我意识到，或许这样做是有用的，可以帮助我与疾病抗争，我必须竭尽全力，寻找任何可能有作用的办法。在那些日子里，我也常常告诉别人：“当你面临绝境的时候，你总要选择任何有可能拯救自己的方法进行尝试。”当然，马修医生清楚地向我表明，他不会对他的方法的有效性进行承诺，康复治疗无法取代临床治疗，但作为临床治疗的辅助手段，它对于疾病治疗是特别有利的。

在每次讲习会中，马修都会把手放到我的头上，当时，我觉得十分平静，十分安详。我记得，在他每次将手放在我头上的时候，我都会感受到一种匪夷所思的灼热感——好似一个热水瓶一般。这种感觉会一直持续着，直到讲习会完毕为止，这能帮我很快地进入冥想的状态。

在马修讲习所的那段时间，我坚持进行科学饮食，每天早上进行冥想训练，努力打败病魔。我相信，我所做的一切努力，必然会取得良效。

之后，布鲁斯再次前往医院接受扫描检测，想了解肿瘤发展的情况。然而，让他始料未及的是：肿瘤不再生长了。布鲁斯说：

医生们根本没有想到会是这样的结果，那时候，他们斩钉截铁地告诉我预后会非常糟糕，但是，这次的检测结果确实让他们感到十分吃惊。如今，我又回到之前的生活轨道上，身体一直非常健康，并没有出现任何复发的迹象。

当然，你能够将所有这一切都归结到侥幸或者其他的什么之中，然而，我宁可相信，这是康复治疗、转变饮食以及冥想等种种努力加在一起所取得的良效，是它们，使那极大的“幸运”降临到我的头上。

如今，布鲁斯依然坚持每天练习冥想，从早上6点开始，坚持训练一小时。他表示，冥想让他的人生态度发生了转变，让他更轻松、更健康地生活着。他认为：

我不敢说，冥想练习是将我的癌症治好的功臣，但我清楚地意识到，在我进行冥想的时候，我可以感受到一种独一无二的平静与祥和。我们都明白，心情与身体之间是能够相互影响的，所以，那种安宁的独处绝对是有利于我的健康的。在早年，我整天满脑子都在想癌症，可是到如今，我已经彻底地改变了自己的心态，毫不夸张地说，对于癌症，我已经完全不在乎了，也不会再去想它。

如今，我的感觉非常好。没有谁对我说，这必然会有效，但我自己应当竭尽全力，至少要过好今天。

关于布鲁斯的故事，还有一个让人出乎意料的后续：准确地说，在一年前，布鲁斯的妻子简（Jan）也被确诊患了乳腺癌。她说：

我去全科医生那里看了，然后又到医院做了乳房切除的手术。我非常清楚我丈夫布鲁斯的抗癌经历，因此，在我决定进行手术之后，我就将第一个电话打给了马修，问他手术之前应当进行哪种康复治疗。做完手术后，我的康复速度快得惊人——我只住了不到24小时的院，就出院了。而一般来讲，进行这样的手术之后，最少也要待上4到5天才可以出院。

苏、伊芙、安杰拉还有布鲁斯，当他们被确诊患有严重的疾病时，都无一例外地选择身心康复的方法，从而增加了他们恢复健康的机会。他们找到了解决的办法，知道诸如恐惧、愤怒等负能量是怎样对身体产生影响的，认识到乐观以及“引导性想象法”的疗效。在下面的一章里，我将会继续为你介绍另外一些从我的治疗中有所收获的患者，以及全球的医学研究人员与科学家们关于这方面的研究成果。

Chapter 2

心理能量调控

你所面对的所有事情，大概不能全部如你所愿地发生改变。不过倘若你不去勇敢地面对的话，那么你连一丝变化都不会有。

——著名作家詹姆斯·鲍德温（James Baldwin）

勇于面对负能量

倘若你知道自己或者自己的亲属患上了重病，你会有怎样的反应呢？

你虽然不能决定此类事情是否发生，然而对于“怎样应对此类困难”，你仍旧有非常多的选择。得病之后，病痛折磨与身体虚弱会时常光顾你的日常生活，亦会对你的仪表形象造成严重的损害，你会因此失去自信。在这种情况下，或许你更倾向于把自己孤立起来，与朋友、与社会完全隔绝开来。倘若疾病长时间无法痊愈，那么便可能影响你的工作，进一步导致你经济上的紧张。

疾病会将你原本平静无波的生活搅得无法安宁。你会因为不能把握的将来而忧虑、紧张。同时，这又可以反过来对你对待生活的态度施加影响。长时间的紧张可以令你觉得挫败、恼怒、灰心丧心与绝望。除此之外，不管是谁，一旦患上了疾病，他的亲人也会受到拖累。

我们在上文所说的此类情况非常普遍，病人初次到我这里来的时候，大多会是如此的反应。此时对于他们而言，最为重要的是立刻采取行动应对疾病，时间越早越好，切莫一味地愤愤不平或者悲伤，那样是无法解决实际问题的。与此同时，他们也需要保持积极乐观的态度与情感，倘若自己无法做到，那么便请其他人帮忙。

我治疗过一位名叫大卫（David）的病人，在我的帮助下，他接受了康复治疗，不仅生活水平有了很大的提高，并且最终战胜了病魔。在大卫的前列腺上出现了两个肿瘤，经过仪器扫描，发现癌细胞已然扩散至周围的淋巴结。尽管医院为他进行了激素治疗，然而事实上并没有多大作用。与多数病人（不管是患有多发性硬化的，抑或是患有关节炎的，或者患有别的慢性疾病的病人）的反应相同，大卫看到诊断结果时觉得十分震惊，内心非常悲痛，近乎于绝望。在此之前，倘若患上了类似于流感或者支气管炎一类的疾病，大都会在一个星期的时间内康复。不过此次的情形却大不相同了，癌症病人康复的难度非常大，他的整个人将完全被改变，他的整个生活将被完全打乱。我首次与他见面的时候，他正在发疯似的搜寻所有能够救自己一命的方法。他编制了一张表格，并且在表格上列出了自己的“压力”与“压力信号”。让我们一起来看一下他是怎么写的：

- 患有前列腺癌症。
- 不清楚将来会如何。
- 不清楚疾病会发展至怎样的程度。
- 由于疾病而无法继续工作所导致的经济拮据。

他所列出的作为压力信号的身体反应如下：

- 疼痛感
- 焦虑不安
- 过敏反应
- 睡眠欠佳

- 疲惫不堪
- 紧张感

在接受了我的康复治疗之后，他的症状逐步有所改善，精神压力也得到了显著缓解，他变得积极乐观起来，他说："我知道自己绝对可以战胜病魔，从始至终都知道！"

但是，大卫并非将自己的全部精力与所有时间都用在我的康复治疗上，除此之外，他开始逐渐实施他的"全新的生活方式"。他十分清楚，自己此时此刻需要立即缓解生活里的压力，因此他与妻子将他们宽敞明亮的大房子卖掉了，并且在别的地方购买了一处面积不大的房子。如此一来，他们原本的经济压力便立刻减轻了许多。接着，他将之前花费在工作上的时间也全部"闲置"了出来，花费更多的时间来运动，学习瑜伽，到健身房去进行自己心仪的健身活动。除此之外，他坚持冥想与引导性联想，令自己的精神与身体均可以放松下来。他大量地阅读相关的书籍，向其他患有相同疾病的患者学习摆脱困境的方法，但凡他可以发现的书籍，他都一本不剩地读完。在践行此种"全新的生活方式"9个月之后，大卫到医院接受了第二次扫描。扫描图像显示，他的前列腺上长有的肿瘤竟然神奇地消失了，而附近被感染的淋巴结也都恢复了健康。这个结果令他受到了巨大的鼓舞，他明白，事情之所以依据自己的计划顺利发展，得益于他对生命负责的态度，得益于他的积极乐观，得益于他所做出的改变。

每个人面对因为身患疾病而导致的情感困惑与压力，均有各自的应对方案。借助下面这份表格，你能够清楚自己应对情感能力的高低。请在下表选择跟你观点与经历最相似的答案。

应对量表

是 否

1 □ □ 当我获悉坏消息的时候，我可以关注更多的关联消息。

2 □ □ 在我身处困境的时候，我会将我的情况告知他人，以便他人来与我一起分担忧愁。

3 □ □ 尽管我身处困境，但是我依旧不忘幽默。

4 □ □ 我尽量不去想自己所患的疾病。

5 □ □ 我让自己始终处于忙碌的状态，从而避免过度地关注自己所患的疾病。

6 □ □ 为了早日痊愈，倘若我希望可以改变自己的生活方式，那么我便可以毫不犹豫地去做。

7 □ □ 尽管疾病令我们不得不改变过去的生活方式，但是我们不难察觉，全新的生活方式也十分不错。

8 □ □ 我认为，或许我命里便注定应当患上此病。既然如此，那么抗争又有何用?

9 □ □ 我伤心的时候，唯有喝酒才可以令我镇定。

10 □ □ 我希望人们别来打扰我。

11 □ □ 不管我如何努力，我依旧会失眠。

12 □ □ 我总是不由自主地思考，我绝对是干了一些错事，因此得到了报应。

13 □ □ 生病已经够倒霉的了，不过更为糟糕的是没有人知道怎样照顾我。

在1至7个问题里，你选择的“是”愈多，说明你应对消极情绪的能力愈高。而在8至13个问题里，你选择的“是”愈多，则说明你应对消极情绪的能力愈差，你的许多观念以及行为均是十分错误的，它会令他人慢慢地自你身旁离开，但此时你恰好最需要他人的关心。当愤恨、恼怒、绝望、冷淡、漠然等消极情感持续的时间超过两个星期的时候，就是严重抑郁的信号。相反地，在8至13个问题里，你选择的“否”愈多，表明你应对不良情绪的能力愈高，也表明你的人际关系十分好，可以与竭尽全力帮助你的朋友以及家人维系着非常和谐的关系。

大量科学证据持续涌现，表明了这样一种规律：人们对于疾病采取的应对心理不同，会使得疾病产生不同的发展结果。《精神病学报》在2005年的时候发表了一项研究成果，这是科研人员花费9年时间获得的，其结论为：在携带有艾滋病病毒的同性恋患者里，性取向的隐藏程度与患者的发病速度是成正比关系的。换句话说，患者的性取向隐藏得愈深，他们的发病速度就愈快，所以死神也就愈快地到来。十分明显，错误的应对方法以及对性取向的隐藏所导致的精神压力，加速了疾病的发展。

英国肯特大学的研究人员于2002年在《英国卫生心理学杂志》上发表了一份趣味十足的研究报告。他们的研究对象是20位患有IBS，即肠易激综合征的病人。工作人员令这20位患者详细地阐述了他们对自己所患疾病的看法，包括疾病的症状、发病的缘由、疾病的严重程度、康复程度，以及应当如何去应对疾病等一系列问题。工作人员将患者的焦虑不安与沮丧伤心的程度同时记录下来，最终得到这样的结论：倘若病人相信他们的肠易激综合征是因为外部原因，譬如说病毒等原因导致的，并且认为此种疾病可以被治愈的话，那么他们的精神压力则会小得多，应对消极情绪的能力则高；相反地，倘若他们觉得此种疾病是因为自身的心理因素导致的话，那么他们应对消极情绪的能力则相当差。那些认为自身所患疾病可以被治愈的病人更容易接受现实，所以其经过临床治疗的效果更好；而认为此种疾病是一种十分严重的疾病，觉得就算是恢复健康之后也会留下后遗症的患者则具备更多的情感障碍，譬如说焦虑不安以及沮丧抑郁，所以临床治疗的效果也会更差。

不要被“坏消息”压垮

当你清楚自己患上了重病或是慢性病的时候，你必然会觉得十分痛苦，甚至或许会就此陷进一种“自发的催眠状态”里。

形象地说，一旦你看到或者听见“癌症”这个词语，你便会不由自主地联想起患上癌症之后的一切事情，譬如说痛苦的治疗呀，死亡呀，等等。因此，我为癌症病人提出的建议是：当你到医院去与自己的主治医生商量接下来的治疗方案的时候，记得带上一部录音设备，或者让别人与你同去，这是一个避免自己误会医生的建议的良好方法。倘若患者是初次到我这里来进行治疗的话，我一般会采取这种办法，我告诉他们说：“两个人的耳朵总要好过一个人的耳朵。”倘若你因为“坏消息”受到影响，不断地胡思乱想，陷进了我上文中所提到的“自发的催眠状态”的话，那么你会非常容易受到其他人的暗示，将医生告诉你的任何一句话一字不差地记在心上，并且会不由自主地将其放大，迫使自己持续思考（譬如他们可能说“你真是我见过的情况最差的患者了……）。每当遇到此类情况，你应当考虑约见一下心理医生或者康复医生，向他们倾诉一番，这可以帮助你放松身心。

大多数病人对自己的诊疗结果十分忧虑，以至于无法面对任何事物，如同孩子一般，让其他人为他们做决定。我遇见过这样的一个患者，当她被医生确诊患了癌症之后，她认为发生在自己周围的任何一件事都十分不顺心，好像全在特意打击她。于是她就将所有事情都交给自己的女儿去打理，甚至连到医院进行检查与接受治疗的时间她也不希望知道，单等日子到了再临时做打算。实际上，她采取的此类处理方法对她而言是十分有利的：不在将来发生的任何事情上浪费心思，这在较大程度上令她精神放松，舒缓了她的紧张，同时也大大减轻了她自身的压力。

倘若你也采取了类似的处理方法，你便会察觉：这不但可以令你感觉放松，还可以帮助你正确决策。当坏消息对你所造成的影响最小，你可以客观地面对事物的时候，你进行的决策也就更加客观，更加正确。因此我建议你，除了非常紧急的情况，否则当医生将诊疗结果告诉你的时候，切莫在医生的办公室中草率鲁莽地做出任何决定。你应当先从医院出来，静下心来，给自己充足的时间在全新的环境下谨慎地思考。

此外，你或许会因为突然而至的坏消息完全崩溃，思维一片混乱，不清楚自己下一步应当做什么。千万别感到害怕，列一张你打算询问的问题的清单，并且申请与医生的临时会谈。当你与医生碰面的时候，将此张问题清单交给医生，倘若医生不在的话便交给护士。我们将问题列成清单，是因为医生的时间一般都十分紧张。倘若他的时间十分充裕的话，你就不必列成清单，可以直接跟医生当面说清楚。不管怎样，医生们的工作强度是非常高的，预先告诉医生你希望了解的问题，可以帮助医生依照他的时间来合理安排，或许是与你电话商讨，或许是立刻约时间与你面谈。倘若你径直去约医生面谈，可能会令他们不高兴，不是因为他们不希望与你商讨问题，而是因为他们的时间安排一般十分紧凑，而且他们不清楚你究竟是仅仅有两个问题要咨询还是有20个问题要咨询。

某些医生在告知患者病情的时候，态度往往会十分伤人。此种粗鲁是一种无礼甚至残酷的表现。他们大概是希望将自己隔离在患者的感情世界之外，毕竟那种事情对任何人而言都是十分痛苦的。倘若你不幸遇到了此类医生，切莫让医生的此种态度对你造成干扰，没有必要因此而灰心丧气——那仅仅是医生的态度而已，别过多地考虑这种态度，更不要与此种态度纠缠下去。倘若有必要的话，你可以换一名主治医生，或是到其他医院寻找一名你觉得舒服的医生。

压力的危害

在一般情况下，我们对疾病采取的处理方式会对我们的免疫系统造成影响。经过医学研究，我们知道，倘若患者由于疾病的原因觉得茫然无措，那么此种感觉通常是压力事件所导致的消极心态，而非集中于压力事件本身。这种不良的心态对于我们的免疫系统有着极强的破坏力。免疫系统内部存在着一种“自然杀伤细胞”，这是一种与病毒以及癌细胞为敌的白细胞，此种“自然杀伤细胞”时刻准备着消灭非正常的细胞以及受到感染的正常细胞。所以，自然杀伤细胞对癌症的防治起着非常重要的作用。哈佛大学医学院曾经以“面临压力时人体里自然杀伤细胞的活性”为课题进行了研究实验，工作人员询问了志愿者们在日常生活里遭遇的压力事件以及他们采取的处理方法，接着依照志愿者的压力水平以及抗压能力，把志愿者分为4组，依次提取他们的血液样本，研究血液里的自然杀伤细胞的活性。

组	自然杀伤细胞的活性
良好（高压力/低症状）	22.5
一般（低压力/低症状）	15.1
过敏（低压力/高症状）	10.6
最差（高压力/高症状）	7.5

此项研究结果清楚地表明，倘若一个人的抗压能力非常好的话，那么他体内的自然杀伤细胞也具有很强的活性。相反地，抗压能力越差，自然杀伤细胞的活性也就越低。最好与最差的差值可以达到3倍。

在我的患者里，有部分是小孩子，他们是被家长带到我这里来看病的。对于这些家长，我从不吝惜表扬他们的奉献精神，对他们为了自己的孩子所耗费的大量精力与时间表示敬佩。此类父母通常均处在巨大的精神与情感压力之下，因此他们非常容易患感冒或者别的传染性疾病。这一点也不奇怪，这是由于长时间持续的压力会导致人体的免疫系统功能下降，人体抵抗疾病的能力会自然而然地变差。这包括，不良情绪引起部分压力激素分泌，此类压力激素便会导致抗炎信号反应，并进一步提高炎症的发生概率。

华盛顿大学的研究人员为了弄清楚长期的高压状态会给人体的免疫系统造成怎样的危害，进行了一项实验。工作人员邀请了部分育有孩子的家长作为本次实验的客体，依照这些父母的孩子是否患病分为两类，一类家长的孩子身体非常健康，而另一类家长的孩子则正在接受儿科中心的治疗。这两类家长自己的身体均十分健康，人数同为25人。接着，提取全部家长的血样以及唾液样本进行检测。

检测结果显示，与未患病孩子的家长相比，患病孩子的家长的葡萄糖皮质甾敏感度有了显著的降低。葡萄糖皮质甾为人体中含有的一种类固醇激素，它能够对人体生殖器官的功能施加影响，并且具备抗炎效果。此类激素敏感度降低，可以导致人体免疫系统细胞因子暂时停止生产。而此类细胞因子在人体免疫系统里的作用十分重要。此类细胞因子是一种介质，换句话说，在免疫反应时，此类细胞因子发挥着联系沟通各个免疫细胞的功能，还可以发挥联系沟通免疫细胞与其他组织细胞的功能。由于细胞因子暂时停止生产，所以整个免疫系统的工作效率大大降低便是非常自然的事情了。

工作人员通过研究表明，那些患病孩子的家长倘若可以采取正确的处理方法，那么因为孩子的疾病而导致的精神压力则会减轻很多。特别是来自社会方面的支持，可以在较大程度上给予这些家长帮助，避免由于孩子的疾病而导致的情感纠纷、工作问题乃至家庭困难。精神紧张可以导致部分疾病加速发展，令疾病迅速发作，譬如过敏性疾病、自体免疫病、心血管类疾病、传染性疾病和风湿病等。此项调查结果与哈佛大学得出的调查结果是一致的，它再次表明：正确的处理方法一定可以减轻疾病造成的痛苦。

当然了，部分患者自己就有十分良好的抗压能力与方法，不过他们所患疾病的发作速度并未因此减缓，这真的非常令人痛心。但是，自反面来看，那些抗压能力非常差的患者一般均为病情恶化最迅速、发病到死亡时间相距最短的人。

除此之外，仍存在着另外一些错误的处理方式，譬如说，曾经有一位丈夫请我为他的妻子进行治疗，但是，在他的妻子接受康复训练的同时，他本人却不打算配合我们。在此问题上，我始终倡导夫妻双方应当共同训练，如此一来，当他们结束康复训练离开医院的时候，患者受到的精神上的鼓舞会更大，患者会变得更加自信，情绪也会更加放松，这样便可以令康复治疗获得最佳效果。还有这样一类情形：夫妻二人在我这里接受训练之后，丈夫或许会在回家的途中开始就某个他们熟悉的、也患上了此类疾病的患者与妻子展开对话。因此，在夫妻二人的谈论里，妻子会逐渐联想起那个患者的某些情况：譬如说他是如何病死的之类的问题。此时，丈夫在不知不觉中已经充当了一个“暗中破坏者”的角色，并且为自己的妻子带来了更大的压力，使妻子的抗压能力进一步降低，令疾病的痊愈变得遥遥无期。因此我倡导，倘若夫妻二人里一方患有疾病，夫妻双方最好均接受康复治疗，这是由于患病为夫妻二人造成的压力是一样大的。患者的丈夫或者妻子在接受康复治疗之后可以令自己获得放松，那么患者本人也会相应地觉得轻松一点，这对于患者集中精力摆脱眼下的困境有利无弊。

面对困境的高招

科学研究表明，对将来的茫然无措、绝望无助可以导致人体的免疫力降低，令人更加容易患上疾病。精神上的压力最终能否引发疾病的发作，同每个人的处理能力有着莫大的联系。而处理能力的高低又由你自身整体的健康状况决定，倘若你十分健康，精神饱满，而且确信自己绝对可以顺利地渡过难关，那么相对而言，你便可以非常好地保护自己的身体。除此之外，人际关系也会导致情感压力，不过倘若受到了社会的支持，譬如说被爱与被重视，那么这也不失为一种非常好的处理方法。关于这一点，我将会在第九章里展开详细的论述。

毕竟患有严重疾病的仅仅是少数人而已，所以普通人无法清楚那是怎样的感觉：严重的疾病会为你创造你生命里从未经历过的一切——对将来的茫然无措、自我否定、困惑不解、身体的不舒服，以及精神上的困窘等诸多困难。疾病会令你对自己以及对世界的观点发生改变。患上疾病之后，你可能要一边感慨生活的损失，一边尝试着开始“全新的生活方式”。换句话说，你不得不接受另外一种同过去迥然不同的生活方式，并且，这种变化或许会是终身的。实际上，处理困境的难易程度主要取决于自己，然而人们却总是无法将这一点弄清楚。当面对疾患的时候，患者首先会觉得疾病是绝对不能抵抗的困难，将之作为一种必须要忍受的事情来忍受着。随着时间逐渐推移，患者才渐渐地可以尝试着竭尽全力来对抗疾病，而非立即便可以将情绪调整过来，培养起新的力量与处理方式，找到继续自己人生道路的新方法。

无论遭遇的阻碍与困难有多大，你都可以寻求到各类帮助。日益发展的现代科技给我们提供了各类疑难杂症以及相应的治疗方法的信息，来自社会方面的支持有助于我们驱散害怕与忧虑，而希望与幽默则可以令我们顽强生存，一往无前，无视命运的折磨。大概我们今生面临的最大挑战即为学会适应，学会正确地应对。我的患者总结出了如下建议，他们从中受益匪浅。

承担责任

应当鼓足勇气承担责任！生命是属于你自己的，没有人可以代替你去经历它。亲人与朋友能够帮助你，然而责任却只能由你自己来承担。我的一位名为维克托（Victor）的患者患有非常严重的帕金森病，他认为："承担责任是一种非常有力的处理困境的方法。换句话说，不管怎样的疾病、怎样的困难，我们必须要勇敢地承担。你觉得这十分困难吗？实际上非常简单，正如将你紧紧握着的拳头松开一般简单。"另一位患上了一种罕见的血液病的名叫瓦尔（Val）的患者，他认为："亲人与朋友为了给我提供帮助，所以接管我的全部事情，然而我觉得自己一定要坚强起来，我告诉他们说：.你们的好意我心领了，不过我决定让自己来承担。.在康复治疗时，最终仍旧要由我自己来下定决心做出最重要的决定（当然了，我必须要听从医生的建议）。如此一来，我就有了一种尚能掌握事态的感觉，所以不会认为自己非常没用。"

树立榜样

想象你欣赏崇拜的偶像，将自己当作他，接着站在他的立场上来对你目前的处境进行观察：倘若遇到此种境况的是他而非你的话，那么他会如何去做呢？借助他的眼睛来对你自己进行审视，大概你会察觉出，实际上你始终拥有着非常强大的力量与资源，不过你自己并未发现罢了。艾米丽（Emily）患上癌症已经有6年的时间了，她认为："向自己的榜样学习会令自己变得更为强大，我个人觉得回忆我的父亲会鼓舞我。在我被诊断出患有癌症之前，父亲便去世了，我总是回忆他是怎样同病魔斗争的，怎样为自己减轻压力来摆脱困境的。我努力向他学习，这会令我也随之强大起来。”

发现自己的长处

对自己有一个客观、真实的了解。患者薇姬（Vicky）在年仅32岁的时候，便被医生诊断出患上了自体性免疫疾病。薇姬的肌肉逐渐萎缩，不得不依靠轮椅行走，她的身体过于虚弱，已经不可以自己站立，甚至衣食也无法自理，需要其他人的帮助。她回忆说：“当我初次看见自己的诊断结果时，我觉得，最痛苦的是那种将我自己与大家隔离开来的感觉，孤独，独特，不同于他人。而此时，我心心念念的就是自己最大的幸运：我还可以与他人联系沟通，还可以产生融入人群的感觉。这一点是疾病唯一不可以从我身边夺走的东西。我尽我最大的努力去感受一切爱，而非整日纠结于自己所失去的一切。我不会过度关注无法预测的将来，也不会白费心思地思考我现在的身体状况，这样只会令我觉得更加不幸，更加痛苦，这对我自己的健康有害无益。”薇姬认为，疾病使她第一次不得不真正客观地了解自己。“纠结于自己茫然无措的明天以及日益恶化的身体状况，仅会令我持续沮丧、伤心与忧虑，好在我所接受的心理辅导在很大程度上给予了我帮助，令我对自己有了更为清楚的了解，接着依照自己的实际情况接纳了部分事情，改变了部分事情，提高了我的生活质量。”

向他人寻求帮助

倘若条件具备的话，要主动向家人以及朋友寻求帮助。我们在上文中提及的瓦尔曾经说过："有人陪伴在身旁会给予我莫大的鼓励，这是由于我总是会为了和他们共同做事而主动行动，这样便等同于是在为我提供帮助！"病人安妮（Anne）患上了多发性硬化症，她认为，当你尝试着向其他人寻求帮助的时候，困境便已经逐渐变得不那么难以面对了，虽然你本质上并不打算去向他人寻求帮助。"向他人寻求帮助时要尽可能地明确具体，"她认为，"令其他人了解你的病情，不卑不亢，不过要鼓励积极主动的人际关系，倘若获得了来自朋友以及家人的帮助，那么要尽可能将自己对他们的感激之情表现出来。多与他人交流、拥抱、开怀大笑。"

尽可能保持乐观的心态

就算形势再严峻，身体再难以恢复健康，你也务必要保持一个积极的心态，倘若你首先从心理上被打败，那么你的处境将会变得更加艰难。对大多数患者而言，要他们在困境里依旧保持积极的心态好像难度非常大，他们反而常常会思考更差的结果。多特（Dot）患有乳腺癌，她认为："当我情绪非常消沉的时候，疾病每天都处于恶化的状态，不过当我怀着积极的心态，告诫自己可以活下去的时候，症状则可以迅速得到缓解。我会告诉自己说：我非常幸运，可以获得强有力的社会体系的支持，令我得到非常好的医治与照料。然而，积极的心态与康复治疗仍旧为我提供了最大的慰藉与帮助。"

对所有患者而言，积极主动的心态才是摆脱困境最为有效的方式。杰夫（Geoff）是一名癌症患者，他说："当我看到诊疗结果的时候，我的反应是不相信，我觉得应该是医生弄错了。接着便是无尽的绝望，我认为自己肯定要死了。最后我重获平静，这时候我觉得，这种状况是能够改变的！我绝对会战胜病魔！我竭尽全力令自己变得积极乐观，不过我毕竟身患癌症，希望我彻底变得积极乐观，真的有较大的难度。于是，我就通过默念口诀来暗示自己，告诉自己说：.日复一日，我的各个方面均在越变越好。.我从未相信我自己身患癌症，我倒更愿意承认：我正在恢复健康。”

积极思维为癌症患者特里（Terry）提供了巨大的帮助。他认为：“尽管积极乐观的思维对患者病情的好转发挥了巨大的作用，不过要想长期保持这种积极的心态却较有难度。因此，要竭尽全力从各个方面接纳自己，赏识自己，尽力长期地保持此种观点。（这一定会发挥效用!）一点小困难（疾病以及其他事情）总是可以轻易地将一个人击垮，倘若因此沉沦，那么离你看到糟糕而又危险的结局的日子不远了——破罐子破摔无须花费过多的心思。因此当你身患疾病的时候，就更需要提高警惕，只要觉得不好，那么便要立即寻找原因，并且勒令自己培养积极乐观的心态。”

勇敢面对现实

你并非超人，能力有限，所以尽管有些事情你可以做，但是有些事情你的确无法做到。应当宽容自己，尽可能地令自己感觉轻松。大卫将自己身患癌症之后的表现告诉我：“我开始变得非常.自私.，我将大量的时间用在自己喜欢的事情上，譬如说绘画、素描、版画复制、写信与朋友联系、到酒吧享受生活，以及度假休闲等多种多样的娱乐活动。我还修建了一所花园，不过我能用于劳动的时间很少，因此我花钱雇了一位花匠，而我仅仅负责每天在花园里享受生活！”我的另外一名患者告诉我说：“我尽可能让别人知道，我真正需要的是什么，而非努力地依据其他人所希望的那样去做。我自己不情愿，却不得不依据其他人的想法来办事，这只会令我觉得身心俱疲，对我的治疗有弊无利。家人与朋友尽管非常亲近，不过他们并非始终清楚我真正需要的事物，譬如说我需要半个小时的独处时间，或是一定时间的午间小憩等。我一定要将我的需要明确地表达出来。”

艾米丽也如此认为，她过去一直竭尽全力办好每一件事情，偶尔甚至是以牺牲自己的身体健康为代价的。但是她随后察觉出，这样对她的身体健康十分不利。因此她做出了改变，她认为：“如今，我做事非常认真，我只会在我自己可以承担的范围内做事，并且在安排计划的时候尽可能地留下余地，不会过多地超越我可以承受的范围。我过去那种希望任何人都满意，不希望令每一个人失望的想法，已经到了改变的时候！真正的朋友是可以理解我的做法的，希望让任何事情都完美无缺是无法实现的。如今的我倘若觉得自己哪一天没有充足的精力做家务活的话，那么我便会不假思索地放弃。”

患有帕金森病的丹尼斯（Dennis）认为：“令自己更为切合实际，令自己学会接受现实，对于慢性病的治疗是非常有帮助的。宽容接纳自己，不要因为你不可以再做过去可以做的事情而责怪自己。如今你是一名病人，所以你应当宽容自己，这是由于你的实际情况已经发生了变化。如今，倘若我不想去参加工作，那么便不去，随时都可以待在家里，虽然我觉得十分内疚，不过我仍旧决定，我做所有事情都以对我最有利为原则。”

将那些糟糕的事情忘掉

面对巨大的麻烦，我们有时候唯一可以做的，便是自麻烦里抽身而出，让自己放轻松，等事情过去再积极应对。

“去医院之后，我觉得此种看法非常对，”我的一名患者曾经如是说，“在医院里，别的患者的状态好像都比我严重，这让我的内心十分烦乱。因此，我回家之后的第一件事，便是将医院中发生的所有事情全部忘了，除非是下次再去医院的时候，否则拒绝让医院的情景占据我的大脑。我尽可能地令自己不思考病情，倘若无法控制，我便会去散步，或是去我的画室中创作。我画得越多，便越可以重获平静。”艾米丽对于“情绪失控”的解释非常有趣，她认为：“被疾病控制的感觉是十分难受的，我回家之后，往往会疯狂地整理房间、摆置物品、打扫卫生——我认为这正是一种希望重新掌控大局的企图。心理辅导令我洞悉了自己内心里恐惧的事物，我觉得我可以继续自己的生活，而非时刻处于疾病的控制之下。疾病在我的生活里所占比例极小，我还拥有足够的自由时间，我会竭尽全力令自己轻松地度过每一天，享受每一日。”

放松

尽可能地参与一些自己喜欢的、可以为自己带来愉悦心情的事情，此类事情能够帮助你放松心情，与疾病做斗争。一位名叫大卫的患者认为：深呼吸对他而言是一种效果颇佳的放松方式。他认为：“我应当坚持每天花费10分钟的时间进行深呼吸。吸气的时候，我会觉得我正在吸入的是一种对抗疾病的力量，呼气的时候我则会认为我正在将癌症细胞排出。倘若半夜的时候醒来，无法继续入睡的话，我也会进行深呼吸，那么在两分钟之内我绝对会再次睡着。”

适应全新的生活

倘若疾病将你原来的生活方式全部打乱了，那么你就要勇敢地接受新的生活方式，尝试另外一种生活程序。患有纤维肌痛综合征的患者克拉夫（Clave）说：“患上疾病并非代表着你已经脱离原来的.你.了，它仅仅代表着你在经历成长，在发生改变，在体验全新的生命罢了。不过在很多情况下人们并不会这样认为，实际上学会转变对你而言是非常有益的。”上文提及的特里的妻子克里斯蒂娜（Christine）认为，她为了适应患病之后的日子，强迫自己发生改变。她过去是一个事事提前准备、万事井井有条的人。但是患病之后，她觉得自己无法提前安排任何事情，即使是提前一天也不可以。她认为：“我不得不尝试着在短时间内体验更多的东西，变得更易于适应，不过这真的对我的痊愈发挥了作用。”

循序渐进

大多数患者都觉得，有一种非常不错的疾病处理技巧，即：要循序渐进地、井然有序地应对问题，首先要从小问题开始，逐步、缓慢地朝前发展。杳然无期的长远计划的确是毫无意义的，只会令人感到精疲力竭，属于我们的，只是今天罢了，所以仅仅将今天做到最好便足够了。

“我会将一件非常复杂的事情化整为零，将其分解为一系列的小问题，”患有多发性硬化症的布莱恩（Brian）说，“我会尽可能地调整自己办事的速度，逐步前进，稳扎稳打，我一定会一步一步地走。除非是一定有必要，否则我对任何一项具体的事情都不会设置时间限制。我已经明白如何紧张有序地做事，途中也会适时地休息。在一天的时间中，我仅仅会在我认知能力最强的时候工作，尽可能地避开在思绪不清的时候完成需要认知力的事情。”

学会笑

幽默不但可以令人感觉放松，还可以为人带来全新的希望。幽默的功能是绝对的，但是问题是，不是所有人都具备幽默感，特别是身患恶疾之人。大部分患者都曾经告诉我说，他们自身的幽默感已经“破产”了，再也无法获得新生。而患者多特在此方面的表现始终非常不错，她说她与自己的家人均觉得幽默对自己的健康大有裨益。她对我说：“我与自己的家人尽可能地挤出时间来商讨，欢笑，回忆小时候的开心事，这样的感觉非常好。幽默感令我的压力舒缓，同时也消除了家人的紧张感，令我的家人们明白，死亡并不会令我觉得害怕。”而患者大卫则察觉出幽默与欢笑是一种非常有效的疾病处理工具，他认为：“我十分珍爱幽默与欢笑为我带来的家庭和谐，每当我拿自己的病情开玩笑的时候，尽管有些人或许会觉得不舒服，不过我最好的朋友却可以理解我，他会与我共同欢笑！”

患者特里说，他的一位美国朋友坚信：幽默即为最好的灵丹妙药！因此，那位美国朋友每个礼拜都会给他寄来一张幽默滑稽的明信片，并写上滑稽可笑的疯言疯语，这总是令他开怀大笑。当然了，这对特里保持积极的情绪起到了极大的帮助作用。特里相信，幽默是一种非常有益的人生哲学，他认为：“正像人们所说的那般，幽默与欢笑是让你保持良好状态与自我欣赏的钥匙。我的妻子克里斯蒂娜拿我的疾病开玩笑的时候非常过分，时常嘲讽我，不过这并不会令我感到恼怒，反而可以培养我的乐观心态，这令我也觉得十分快乐。我们的孩子最近一段时间总是打电话过来，问我能否活到11月份，以便我可以在他出演的节目里演一位临时保姆——这些玩笑话对我病情的稳定十分有益！”

患者丹尼斯认为：“我平日里一直隐藏自己的幽默感，令人认为我十分严肃，患上帕金森病之后，这种状况日益严重。实际上，微笑才可以令我的情绪振奋，才可以令我早日恢复健康！因此，无论你所处的环境是怎样的艰难，都要竭尽全力去寻找可以令你高兴的事情：无论好坏，只要有一点发现，你便可以迅速开怀大笑。”

幽默有时候是战胜此类恶疾不可或缺的工具之一。开怀大笑会缓解患者精神上的紧张，令患者肌肉放松，借助刺激心血管来发挥类似于有氧运动的作用。欢笑还可以加速人体内啡肽的分泌，帮助患者缓解疼痛，增强人体免疫系统的功能。

犒劳自己

患上慢性病与严重的疾病本身已经非常痛苦了，因此你应当好好地犒劳一下自己。“外出度假对疾病的痊愈十分有利，”一位患者曾经告诉我说，“在一个奢华的地方居住两个礼拜的时间有些过于奢侈，不过每周在豪华酒店度过一个愉快的周末应当还是可以接受的，你不能因为这点奢侈而责怪我！而我的妻子显然也支持这种观点，她说：.让我们将留给后代的钱统统花掉吧。.”患者艾米丽也觉得患上疾病应当适当地放纵一下，说这样能够帮助你放轻松，令你享受平日里无法享受的愉悦，对于疾病的治疗可以发挥积极的效用。她说：“一旦有时间的话，我便会去享受按摩与脚底反射疗法，我并不觉得我的做法有多奢侈，相反地，我觉得这样的做法对疾病的痊愈是必不可少的，我一定要奖赏我这勇敢的身体！”

学会拒绝

到了你真正替自己考虑的时候了。中国有句古话：当你向其他人说“是”的时候，同时也在对你自己说“不”。切莫轻易地答应其他人的要求，这对你自己而言是非常有好处的。学会拒绝其他人是有一定的难度，不过倘若是在并未考虑自己困境的情况下便莽撞地答应了其他人的要求，那么此种欠缺考虑的承诺就会为你带来无尽的伤害。患者丹尼斯认为：“在过去，倘若我拒绝了亲人或者朋友的请求，那么我一定会觉得愧疚，不过此时我生病了，我需要更多的.自我.，我不得不先将自己照顾好才有余力考虑其他人的要求。”

为患者向亲友说几句话……

作为一个已经有30年医龄的康复医生，我在此处给患者朋友们提供一些十分有用的建议，此类建议能够作为患者对他附近的亲人以及朋友的告诫。

1.请与我真诚相对，将真相告诉我，如此一来，我们双方均会十分轻松。

2.请聆听我所讲的话，尽管我只是在喃喃自语地重复。

3.请记住，疾病会对我的心情、情感以及精神造成影响，所以请准备承受我无缘无故发脾气。

4.请主动地提供你的帮助，请准备时常到我家来做客，为我带来我所需要的物品，通过电话来问候我，替我照顾孩子，并且将别人也带来帮忙。

5.为我寄来精美的贺卡与信件，偶尔到我家来看望我。

6.我偶尔需要独处的时间，请尊重我的隐私权。

7.请你一直在情感上给我支持，与我商讨将来，持续地鼓励我。

8.并不是要持续不停地同我讲话，有时候一点点就足够了。

9.切勿害怕同我就艰难的话题展开讨论，要知道尊重我的想法。

10.要鼓励我勇敢地活下去，不过要清楚我的限度。

11.对疾病的信息保持适当的了解，在合适的时候鼓励我、帮助我。

12.偶尔将家庭、社会以及世界上正在发生的事情告诉我，将新闻时事告诉我，这也可以令我精神振奋。

13.应当从你的内心理解我，不过我不需要你的同情。我们有同等的人格，你的关心照料应当使我更有勇气。

14.不要害怕跟我就我的病情展开讨论，不过也别总是提起它。

15.要对我消极的精神与恐惧的心理予以理解，我需要有人来倾听我的倾诉，这对我非常重要。

16.与我同哭同笑，与我共同分担情感。

17.替我祈祷。

不同人格的自我调控

学会怎样正确地同疾病做斗争并非如此容易，也缺乏可靠的解决方案。但是，医学研究发现，一旦愿意学习，那么每个人都可以学会。

人的精神和身体之间的相互联系十分紧密，当你感觉紧张的时候，身体便可以自动释放出令你出汗的化学物质，你会心跳加速，胃部痉挛。所有长时间的紧张与高压对健康绝对有弊无利，这是不用怀疑的。然而深入思考，倘若你的情绪是积极的，那么又会给你的健康造成怎样的影响呢？身体会出现其他反应吗？倘若你整天都保持着积极的情绪与充沛的精力，而非紧张与压力的话，你的身体是否会更加健康呢？科学的论据表明，这是绝对的。联系精神与身体反应的激素是双向工作的，不良的、紧张的情绪会令人生病；相反地，乐观的、积极的情绪会抑制压力激素的分泌，可以更好地帮助人们与疾病做斗争。

人们处理疾病的方式对身体的健康起着决定作用，这一论题的最有影响力的研究者是心理学家苏珊娜·卡巴沙（Suzanne Kobasa）。苏珊娜·卡巴沙于1997年在《美国社区心理学杂志》上发表了一篇题为《个性和疾病做斗争》的论文，此篇论文引起了极大的轰动。苏珊娜·卡巴沙在论文里详细地论证了积极同疾病进行斗争的患者与消极对待疾病的患者的不同结局——或者是健康顽强地活下去，或者是迅速衰落下去。患者们依照自身的特征被分成三类：

●**约束型** 这类人清楚他们应当相信什么，明白自己的目标，他们坚决支持着自己的想法，并竭尽所能地反对新的观点。他们的生活和他们的目标以及信仰是一致的，他们只会做他们相信的事情，同时也对他们所做的事情深信不疑。

●**控制型** 此类人相信，有些事情他们可以掌控，而有些事情他们无法掌控。他们会将全部精力集中在他们占据主动地位的事情上，但是并不会浪费时间去改变他们觉得无法控制的事情。

●**挑战型** 此类人气势雄浑，气魄逼人，希望学习并尝试新的事物，拥有同困难做斗争的能力，在逆境里依旧可以保持清醒冷静的头脑，能从多种方案里寻求最为正确的处理办法。他们确信这样一句话：就算我做的事情失败了，我的人也并未因此而失败。

作为控制型的患者，最为重要的一点即为拥有丰富的幽默感。幽默对保持人体心理、生理及精神健康起着帮助作用。倘若你认为令自己“变得”幽默的确非常难的话，那么你便在脑海里想象一个自己曾经见过的、幽默感十足的人，回忆一下他是如何做的，向他学习如何培养自己的幽默感，努力做一些令自己以及别人均觉得十分滑稽有趣的事情，尽管你此时此刻并不打算这样做，不过也要竭尽全力去做。

还有另外一个办法可以保持更强的控制力——对自己的将来怀着美好的希望。人们总是会犯这样一个错误，就是迫使自己与别人相信自己最终会落得一个悲惨的结局。但是你不知道，你的做法正是在增加自己的无助感，令自己更加难以应对目前的困境。你要清楚，此刻的处境究竟有多么糟糕，最糟糕可以糟糕到怎样的地步，比较一下二者的差距，那么你便会清楚你的机会与希望还非常大，可能发生任何奇迹。你的实际控制能力要比你所认为的强大得多，关键是要学会如何运用它，倘若不加以运用，那么就只能失去。

你需要一两个好友来协助你培养挑战型人格，他们和你真诚相待并且可以彼此坦诚以对，帮助你认识自我并且逐步提高你的自我意识能力，比如彻底弄清自己的优点与缺点、整体的精神状态以及身体健康状况等。

保持挑战型心态必须具备勇于承担风险的品质，因此你还需要持续进行锻炼，不断实践自己的冒险精神与性格。当你将自己塑造成一个具有挑战型人格的人，并且最终打败困难之后，你便会觉得“困难”也就是这样而已，尽管你并未彻底战胜困难，但是你已经可以坦然面对。实际上，人们想象里的“困难”要远比事实中的困难严重得多，困难仅仅是被人们在想象里夸大了。

接受则是胜利

在你竭尽全力同疾病展开斗争的时候，你同时也正式将自己引领到了一个全新的境界。但是，学习应对疾病的心理技巧偶尔非常复杂，让人感到十分困惑，因此我为你提供了一些建议，希望可以为你提供帮助。

承认你的损失以及不良的情绪。

判断可以选择的方案。

选择行动的具体步骤。

表达自我。我的某些患者经常借助下面的方法来表达他们的感情。

●通过同自己的主治医生或者朋友商谈，将思想上的疑虑彻底消除。

●寄情于写作或者画画，参与部分创作性活动。

●抽出一定的时间单独进行思考，感悟，放松。

●享受音乐。

●到郊外散步、散心。

●积极参加锻炼。

●参加一些轻微的体力活，譬如园艺活动等。

●思考某些可以令自己精神振奋的事情。

要具备耐心。接受治疗并且痊愈是需要一定的时间的，要给自己充足的时间来参与同疾病痊愈有关的活动，并且时刻关注自己康复的进展。

尝试做一些事情：

●休息与放松。

●倘若可以的话，保持固定的生活模式。

●保持运动的习惯，每日的活动量可以依照你当日的感受来调整。

●切莫参与可能会为你的精神或者身体带来压力的事情。

●接纳自己。

收获。倘若你可以接受并且将此类建议付诸实践，那么你所收获的就是应对困境的方法，痊愈的机会也会更大。

Chapter 3

健康随快乐而来

要想有所成就，乐观主义是必需的，理由是它是勇气和前进的基础。

——童书作家：利奥伊德 · 亚历山大

（Lloyd Alexander）

负能量是怎样产生的

对于你自己、你的人际关系、世间的万事万物，你是如何看待的？

关于你的人生结局，你是如何看待的？

在通常的情况下，你是悲观的还是乐观的？

以上这些问题，你想如何回答？你要清楚的是，你怎样看待生命，生命就会以怎样的方式回报你。

生活中有些悲观主义者，对于每件事情的结局，他们都是抱着坏的打算而非往好的方面想。即使是与生性积极的配偶生活在一起，也不能让他们这种悲观主义倾向有任何的改变，相反，他们的配偶甚至会被他们这种负能量所影响。我的一位病人曾经对我说："我很难高兴起来，因为我的丈夫总是很悲观，所以我也受到了他的影响。"但是还有完全相反的另一类人存在。对于事情的结局，此类人总是向好的、积极的方面去想，经常抱着一种好的希望。这样的人即使遇到挫折，也会怀着希望，相信自己将来会有成功的可能，并且将这种挫折看作自己成功路上的垫脚石。他们能够很好地控制自己不去做错事。我们称这样的人为乐观主义者。

至于这两种不一样的心理特征是怎样产生的，迄今为止，人们都不曾将其中的原因完全搞清楚。有的人认为是“基因”在起作用，他们坚持认为是遗传因素决定了人是乐观的还是悲观的，假如父母是悲观主义者，那么他们的子女就会是悲观主义者。还有一些人则持有不同的看法，他们认为人之所以会消极地看待生活，是受到他不幸的生活经历的影响（虽然有很多对生活拥有希望，积极乐观地生活着的人，也会经历生活的不幸）。不过，不管这种悲观的想法是如何形成的，不管它是先天的抑或是后天的，可以肯定的是，这种态度对我们没有任何好处。

医学研究表明，悲观主义者通常会因为悲观的心情而让自己的身体受到伤害。1995年，美国身心医学学会发表过的一篇论文中曾做过如此描述：“在一些年轻的因癌症而死亡的患者身上存在着一个相当重要的共同指标，那就是悲观的思想。”哈佛大学在对毕业生做过一项有关悲观与乐观的调查之后发现，悲观的学生比乐观的学生的健康状况要差得多。而且在这些被调查者中，大部分悲观的人在之后的20~35年中就死去了。2001年的《卒中》杂志发表了一篇研究报告，报告指出，中风患者的生存时间会受到病人态度的影响，病人如果倾向于绝望和无助的悲观情绪，那么他们的生存时间就会比倾向于乐观情绪的病人短。甚至，这个论断在没有致病因素存在的前提下也是有效的。也就是说病人假若在中风治愈之后，仍然保持悲观的情绪，那么同样会缩短自己的寿命。还有一些关于悲观情绪与身体健康的研究，虽然没有直接说明这两者之间的联系，但是却肯定了病人的紧张程度会因为悲观的情绪而增加，也会使免疫系统的功能受到影响，最终还是会影响身体健康。

英国的格拉斯哥有一家由卡罗尔·克雷格(Carol Crai)博士管理的“信

心与安康治疗中心”，主要接治苏格兰地区的一些情绪悲观和极为自卑的人。克雷格博士说：悲观的情绪在很多苏格兰人身上都存在。举个例子就可以说明：在自杀率上，苏格兰是英格兰的2倍；就抗抑郁剂药方量而言，苏格兰医生开出的比英格兰医生多40%；联合国发布的最新相关报告也表明，在发达国家中最习惯于使用暴力的就是苏格兰人；世界卫生组织的相关数据也表明，全世界范围内苏格兰儿童的自信心水平最低。

克雷格博士认为，苏格兰人信仰加尔文教，这种宗教黑暗、冷峻，对苏格兰人产生了极大的影响，这应该是造成苏格兰人心理抑郁的最主要的原因。她说：“这种文化容易让人产生自卑的心理，是一种用尽办法让人们给自己低评价的文化。”苏格兰人从孩提时代受到的教育就是谦恭、卑下、服从，因而苏格兰人会以取笑那些地位高或者强势的人作为自己幽默的方式。

克雷格认为，苏格兰的乐观主义者们，也就是这个王国的高级移民，他们背井离乡，留下了非常多的悲观情绪，这给民众的整体情绪带来了影响。由此来看，谢特尔斯顿人的寿命短是不是也是因为悲观的情绪呢？谢特尔斯顿位于苏格兰的格拉斯哥，这个地方的人的平均寿命比苏格兰人的平均水平都要低——不超过64岁（苏格兰人的平均寿命是73岁）。苏格兰的西部地区，心脏病、中风和癌症的发病率非常高，是整个欧洲健康水平最低的地方。为此，伦敦大学的一个科研团体在2005年进行了一项研究，主要是调查引发冠心病的风险因素。研究人员以216位政府公务员作为调查对象，对他们平时的快乐程度进行了测试，发现皮质醇水平最低的是那些“每天都很开心”的人。我们之前说过，皮质醇属于人体内分泌激素，分泌过多对身体健康非常有害。研究同时还发现，血液中化学凝结素水平最低的也是心情快乐的人。化学凝结素是心脏病预警的一项指标，换句话就是，越快乐的人，血液中的化学凝结素就越少，就越不容易引发心脏病（不包含妇女）。

悲观情绪影响人际关系

在一般情况下，消极、自视无能和自我挫败的态度都是悲观情绪的外在显现。当事情不顺利的时候，悲观的人通常会更加容易感受到挫败，他们认为这些不好的事情的发生是由于自己的主观原因造成的，于是把这种不好的运气当成是自己的失败，是自己一事无成的预兆。他们总是认为生活欺骗了自己，坏事总是发生在自己的身上，自己得不到命运的垂怜，因此感到无助而挫败，于是将所有的时间都花在怨天尤人上，不去实施行动，以便把坏事的不利影响减到最低，这其实就是自己在给自己找麻烦。

悲观的情绪非常有害，会让人变得自私自利，心生怨恨，于是自我否定的感觉会愈加强烈，不能很好地融入健康的人际关系中。悲观的人通常会在心中虚构这样一种概念：自己非常没用，坏的运气总是降到自己头上。因此，他们的配偶只能无奈地一次又一次地开导他们，减弱他们这种强迫性的想法。在这些人的人际圈子中，久而久之，他们就逐渐被看成是无能的、不好接近的人了。因为他们总爱把结局想得最不好，不喜欢生活中的娱乐、冒险、探索、创新，变得畏首畏尾。对于配偶给出的建议，他们并不是积极地去接受，而是先想到可能有的各种失败和麻烦，从而找出一堆理由去驳斥对方，让配偶变得沮丧。时间久了，别人也不想去帮助他们了，他们就毫无顾虑地自己想怎么做就怎么做，让自己悲观的想法更加根深蒂固。逐渐地，他们陷入了一个恶性循环圈，思想越是悲观，事情就越是做不好，越是做不好事情，自己就越是悲观。因而我们对悲观者提出了几点建议：

1.你的生活观念同你的身体健康以及人际关系是相互对应的。

2.你的悲观会让你离人们越来越远，因为大家都不想与悲观的人相处。

3.你应当拥有一个幸福、成功、人际关系良好的人生。

4.不要让自己固执的性格再继续下去，“我不能改变，我本来就是这样”这种想法不能要，你一定有能力去改变自己，改变自己看待事情的方式。

5.你的身体、精神以及情感状况都会因为知识而得到改善。

乐观的前提——现实

很显然的，悲观是一种非常危险的心态，但是极度乐观的状态也是不好的。有许多这样的人，他们极度自信，盲目乐观，认为只要有积极的心态，能够接受激励，勇敢地与疾病做斗争，并且坚持不动摇，几乎所有的病就都可以战胜。也就是说，积极的思维就是治疗的方法。然而，实际上，在疾病的治疗过程中，乐观的情绪是必需的，但是我们不能将这种情绪夸大到无所不能，这样反而不会有好的效果，我们要注意结合实际情况。

积极的心态与乐观的情绪可以改善人们的状况，这是毋庸置疑的，但这并不意味着我们可以将这种情绪无限夸大，如果不对其加以限制，反而会有不好的影响。很遗憾，几乎每个月我都会收到一些癌症患者的来信，在信中，他们这样说：他们认为医学治疗会伤害身体并且有危险性，因而拒绝医学治疗，认为只要冥想，然后改变饮食，进行一些自己认为可以的疗法，就可以恢复健康。我对于这种想法的看法是：这样做的后果，只能是让他们体内的肿瘤更加猖狂。这种乐观的思想是一种误入歧途的盲目乐观，他们随后相继死亡就是证明。这种方法如果真的有作用，必定已经被运用于临床医学当中,成为医学界的一种主流治疗手段了。我从来都不认同这种盲目的乐观态度，因为它会妨碍和耽搁人们去接受正规的医学治疗，只有配合临床医学治疗进行的康复治疗才能够对抗疾病。

一名支持将康复疗法与临床治疗相结合的美国医生安德鲁·韦尔（Andrew Weil）完美地解释了这两者之间的关系。他说，临床治疗与其他疗法的目的是相同的，都是为了加强人体自身的康复系统。而临床治疗主要是为了让人体内在的康复机制重新运作起来，不管是药物还是手术，都是为了让康复治疗更加顺利地进行，清除康复治疗遇到的阻碍。但是临床治疗与康复治疗还是存在差别的，临床治疗是从人的身体外部进行的，康复治疗是从人的身体内部进行的。因而，拒绝临床治疗只接受康复治疗的做法是非常不明智的。

我们需要强调的是，不管是悲观还是乐观，都是人的态度，而不是一些具体的事情。比如说，你在打算进行一项投资，假如按照之前的数据来看，这项工程不会带来利润，那么我们放弃这项工程就不是悲观的表现，即使一般情况下乐观的行为表现为不放弃。因而，乐观还是悲观，是指人是否能够正确地解释和预测事情的结局。

积极乐观的情绪不会出现在悲观的人身上，他们也不会有“每件事情的结局都非常有希望”的想法（我有很多这样的病人）。他们被诊断出患有重病，需要承受疼痛，需要接受临床治疗，但是直到死亡，他们都不会想到在困境中乐观积极地面对，只会被动地默默承受这一切。

有些悲观的人，虽然他们的病情在临床治疗的时候有了很好的效果，但是他们依然对自己的病感到绝望，仍然不能放心。他们中有一些人看过很多教育大家要积极的书籍，因而他们由此猜想：是自己不正确的态度导致了病情的恶化，让自己每天处在患得患失中，活在害怕与焦虑当中。实际上，肿瘤并不是由悲伤和恐惧引发的，也没听说过人没有积极的态度就一定会患病。但是有一些临床医生和康复医生，他们强烈要求病人积极乐观，要求的程度就像是在责备病人患了癌症（只要打开互联网看看一些相关的信息，你自然就明白我的意思了）。这种态度太过强硬，很残忍，也很不负责。即使乐观的情绪在对抗疾病上确实会起到一定的作用，但是悲观或乐观的情绪并不是引发或控制癌症的全部原因。

什么态度才对对抗疾病有帮助呢？精神病学家和临床医生一致认为：不管你的人生观是什么，都要对你坚持进行临床治疗有所帮助，要对你承认并表达自己的真实感受有帮助，即使它是消极的态度也不要紧。

假如临床治疗与你的人生观不能相互协调，那么就要按照现实的方向进行调整——使自己每天的生活质量达到最高。有些患者这样跟我形容，患重病的人犹如强奸案中的受害者。很多人认为：那些主动招惹霉运的人才会有坏的运气，就好比在强奸案中，人们会责备受害者穿着暴露，责备她们疏忽大意，在不安全的地方行走；却不会反过来想想，不是每件坏事都发生在坏人身上，也会发生在好人身上，这里是没有绝对的公平可言的。

从这个角度看来，我们就理解了为什么病人无法保持积极的心态。但是，积极的心态所起的作用是非常大的，这种心态非常重要，它可以提高你每天的生活质量。但如果你真的是非常沮丧，非常没有精神，那也不必一定要强打精神，让自己保持在紧张的状态中。因为这是一种“强迫的积极”，对身体没有好处，这个时候，最好是什么都不要去想，让自己保持放松。

乐观与悲观的心理效应

吉尔（Gill）是我最早的一位“明星”病人。1979年的一天，她第一次来到我这里开始接受治疗。多年前，她患上了乳腺癌，治疗中被迫切除了乳房。后来，癌细胞转移到了肺部，她又患上了继发肺癌，医生给她判了死刑，说她的病已经无法医治，她只剩下3个月的时间了。得知这个噩耗，她十分地痛苦。她来到我这里，下定决心尽力挽救自己的生命。她定期来我这里接受治疗，听我的康复疗法的磁带，参加讲习会。圣诞节到了，她激动地对我说：“都圣诞节了，我竟然还活着，我太激动了！我从没想过自己还能活这么长的时间。我虽说很高兴，但心里还是禁不住会想：这应该是我能度过的最后一个圣诞节了吧？这极有可能就是我生命中最后一个圣诞节了，要是家人都能陪在我身边就好了。”

之后，吉尔又到医院做了一次CT检查，这次检查距离上次检查整好一年。检查结束后，她向医生询问检查结果。医生先用很悲观的眼神看着她，随之看着她的治疗记录，又将目光移到扫描图像上，最后又回过头来盯着她，对她说道：“喔，从扫描结果来看，关于你的病情，有一个好消息和一个坏消息，你想首先听哪一个？”

在这之前一年多的时间里，吉尔一直坚持不懈地培养着自己的积极思维，因此她选择先听好消息。

“好消息就是，我们对你身体的每一个部位，包括你的肺部、肝脏、骨头和大脑都进行了检查，完全没有发现癌细胞的踪影，你的身体上也没有任何患有癌症的迹象。这真是太不可思议了！”

听到这里，吉尔高兴地说：“太好了！那坏消息呢？”

医生接着说：“坏消息就是，你要做好心理准备，癌症终究还是会回来的。”

吉尔被他的这种悲观态度彻底激怒了，她一下子跳起来，双拳重重地捶打着桌子，对医生吼道：“浑蛋，你去死吧！”医生的打击并没有让吉尔变得消沉，反倒成了激励她一直活下去的动力。她对我说，她可以因其他原因死，但一定不要死于癌症，她就是要证明那个医生是错的。可是，18年后，也就是1997年，吉尔的癌症再次复发，这一年，她离开了人世。虽然有些遗憾，但是她将医院告知的仅有3个月的存活期延长到了18年，她已经创造了生命的奇迹。在我这里接受治疗的那些年里，她经常对我说："那个医生怎么就不能乐观一点呢？他为何不说.你的病情有了很大的好转，现在的状态很好，希望你能继续保持.这样的话呢？"乐观的回答对病人的健康会很有帮助，但那位医生给病人的回答却是悲观的。如果当时吉尔因为他给出的悲观的回答而失去信心，并因此而消沉下去，情况又会变成什么样呢？她还能延续18年的生命吗？

令人感到遗憾的是，现在的医学界，那些悲观的医生仍然普遍存在。2002年，一本名为《柳叶刀》的杂志上刊登了一篇题为《医生与病人的有效沟通有益于癌症治疗》的报告，报告指出："在癌症治疗过程中，医生如果能提高自己与病人的沟通技能，就可以有效地预防癌症综合征等麻烦问题。"最近，《英国医学杂志》上发表的一份报告也提到："医生的沟通技能与病人的满意度在很大程度上是正向关联的。"相关研究也表明，积极有效的沟通，对病人恢复健康起到了正面的作用，有利于增进病人的情感健康，在一定程度上还可以消除症状、减轻疼痛，对一些生理指标，如血压和血糖浓度等的降低也都有极其重要的正面意义。

悲观的情绪很容易蔓延开来。克利福德·米多尔（Clifford Meador）医生发表在《南方医学杂志》上的一篇报告曾备受关注，报告中对一位病人的致死原因进行了极为细致的描述：

与吉尔的故事相似，病人被当地医生告知：由于癌细胞已经扩散到他的肝脏，他已命不久矣。听完诊断后，陷入绝望的病人仅2个月后就去世了。此时，新的分析结果出来了，之前的诊断是错误的，当地医生误诊了。经过解剖，医生只在他的肝脏上发现一处良性肿瘤。也就是说，他是被自己内心的恐惧吓死的，而非死于癌症。米多尔医生在报告中写道：“只能说明他死于许多人参与进来的一种认识——所有的人都认为他正在渐渐地被癌症夺去生命的认识。这些人包括他的妻子、家人、他的外科医生、内科医生，还有我。”

有一个有趣的传闻，1690年，在奥兹·奥斯本（Ozzy Osbourne，英国乐坛巨星）风靡的年代，一位法国医生用神奇的方法治愈了一个病人。病人声称自己被恶魔附体了，医生告诉他会给他动手术来治好他，随后便找来了一名神父和一名外科医生，同时准备了一个装着一只蝙蝠的包。神父祷告完毕，手术开始——外科医生用手术刀在病人身上割开一个小口，与此同时，医生快速放出包里的蝙蝠并大叫：“快看，恶魔逃跑了！”病人看到蝙蝠后深信不疑，很快便康复了。

在临床医学上，信任、暗示、乐观、悲观等情绪对患者来说通常极具心理疗效。假若你对医生足够信任，信任他的治疗方法，那么，即便他只是给你一颗糖丸，又或许只是从包里放出一只蝙蝠，你也会感觉疗效非常好。这和前面讲的安慰剂手术的道理是一样的。

乐观与悲观的医学原理

显而易见，与积极态度的好处相比，悲观却只能让你认定最坏的结果，认为自己一定失败，总是怅然若失，这对健康而言是百害而无一利的。贾尼丝·科克尔特-格拉泽（Janice Kiecolt-Glaser）博士和她的丈夫罗纳德·格拉泽（Ronald Glaser）博士所做的关于身心方面的研究是世界上最有权威的，他们在各类科学杂志上发表了350多页的调查报告。他们经过多年的研究发现：消极和悲观的情绪会加快很多疾病的恶化速度，例如心血管疾病、骨质疏松症、关节炎、Π型糖尿病、癌症、老年痴呆症以及官能性疾病等。此外，这种怀疑对感染、创伤的愈合也有很大的影响。

在美国耶鲁大学和迈阿密大学联合进行的一项实验中，研究人员连续23年对50名被选中的人的日常生活进行了跟踪调查。研究结果表明，就如何看待“自己正在变老”这一问题，坦然接受者比起悲观面对者，平均要多活7年半的时间。有另一项研究表明，乐观者中很少有人死于心脏病，并且，在接受过冠状动脉分流手术的心脏病患者中，乐观者比相应的悲观者也要康复得快得多。

尽管科学界关于心理对身体的正向影响没有确切的解释，但是科学家们却早已证实了乐观情绪、悲观情绪和免疫系统之间存在着必然的联系。美国密歇根大学教授克里斯托弗·彼特森（Christopher Peterson）是一名心理学家，他曾进行过一项实验来研究自己的学生的乐观和悲观程度。他先评估学生们的综合健康情况（包括多长时间去看一次病等），然后再进行长期的跟踪检测。一年以后，他发现——在身体同等健康的情况下，乐观者患上传染病的次数仅是悲观者的一半，去医院看病的次数也是悲观者的一半。

乐观与悲观情绪研究领域的先驱马丁·塞利格曼（Martin Seligman）教授曾经通过血液测试得出结论，乐观者的免疫力要比悲观者强很多。塞利格曼教授的这一论断得到了很多类似研究的支持，同时这些研究者也解释道：乐观态度就是，在实事求是的基础上，对未来发生的事有一个客观且美好的想法，而并不是要将事实忽略。作为一个乐观主义者，你首先要面对的是：你如何面对挫折？悲观者一旦遇到挫折，通常很快便消极起来，心里满是“这都怪我，这种情况会没完没了的，所有的事都糟到不能更糟了……”的想法。而乐观者却会从更加积极的层面想问题：“这确实是不走运，但一切很快就会过去的，如果下次再发生同样的事，我将会有不同的应对方法，这次经历给了我很好的经验教训。”乐观者对自己的未来有更强的掌控力，对自己的健康同样也是这样。

梅奥医学中心于2002年发布的一项研究结果表明：越是预想不幸的人，越是只能看到生活阴暗的一面，越是会经历更多的痛苦，寿命也普遍更短。此项研究结果基于研究人员对志愿者进行的长达30多年的跟踪调查。在实验中，研究人员把30多年后的死亡率，与实验之初的《人格测试报告》相比较，经过分析后得到结论：寿命偏短的志愿者中，乐观态度指标得分高的人，比悲观态度指标得分高的人低50%。与此同时，研究人员还发现：乐观态度有着更多的健康益处。

那些乐观态度指标得分高的人，通常有如下特征：

● 乐观者通常不会因为身体或感情的原因而影响工作和生活。

● 乐观者对疼痛的感受能力较弱，从而对疼痛感的忍耐力更强，因此通常不会因疼痛而带来身体不便。

● 乐观者通常不会因为心理或生理上的障碍而不能自由地参加社会活动。

● 乐观者总是精神饱满。

● 乐观者更能拥有安宁、平静和幸福。

科学家们积极参与以上研究，希望这些研究结果可以警诫和指导悲观者，使他们能够及时转变自己的消极想法，改变自己的行动，进而改善自身的健康状况，以期能够延长寿命。但是，科学家们还有一点无法给出清楚的解释：寿命究竟是如何被悲观态度所影响的呢?

众所周知，当一个人开始沮丧和悲伤时，身体就会迅速而大量地分泌某些激素，免疫功能也会相应地降低。比如，免疫系统中最为重要的两种细胞——T细胞和自然杀伤细胞的活性会在悲观情绪出现时迅速降低。T细胞的主要功能是快速识别侵入身体内的病毒，然后通过快速增生达到杀灭病毒的目的。由于悲观者体内的T细胞功能显然大大降低，因而一旦遭遇外来病毒，会因增生能力降低而无法迅捷地杀灭病毒，进而给了病毒繁殖的机会。自然杀伤细胞的主要功能是在人体血液里杀死任何它们遇到的，像癌细胞等被它们认为是入侵者的物质。悲观者的自然杀伤细胞尽管能够在一定程度上识别入侵的物质，但是它们却不能像乐观者的自然杀伤细胞那样，有效地消灭“入侵者”。

在另一项对238名癌症病人进行的跟踪研究中发现，在被调查者中，悲观病人的死亡率有着极为显著的增加，其原因也和前面的例子中一样，那就是：悲观情绪降低了免疫力。此外，悲观病人大多认为自己“天数已尽”，因而不肯继续进行临床治疗，或者，即便继续接受治疗，也无法积极配合等，这也是死亡率增高的原因之一。

梅奥医学中心于2005年公布的关于消极思维与健康的新的研究结果表明：在悲观态度上得分高出25%的人，患帕金森病的概率会大大增加，而在悲观态度上得分最高的，也就是被测试为最悲观的人，患老年痴呆症的概率会增加30%。现今，研究人员还需要进一步弄清楚的是：

在帕金森病和老年痴呆症的形成过程中，悲观情绪到底扮演着什么样的角色？幸运的是，他们指出了让人振奋的一面：既然悲观情绪往往带来负面结果，那么，人则可以通过改变主观意志来改变疾病的预后，使它的发展朝向好的方向。

教你如何驾驭负能量

当你有悲观倾向的时候，我建议你用下面的方法培养自己的乐观态度。要知道，培养乐观态度，在什么时候都不算晚。

● **留心周围人是如何思维的。**注意周围人是什么样的思维倾向，因为周围人的乐观或者悲观情绪都会对我们有影响，所以要尽可能地抓住乐观情绪，和这些乐观的人多接触。

● **仔细品味自己的成功。**我们往往被灌输谦虚的传统理念，但这并不是说我们要对自己的成功抱轻视的态度，不能总觉得我们的成功只是因为幸运。相反地，我们应该这样对自己说："因为我努力过，我在尽自己最大的力量做，所以，我的成功值得我骄傲。"我们要乐观地对自己的成果进行评价，因为这是我们自己努力的结果，应该感到骄傲。

● **面对逆境能保持微笑。**为什么有的人身处很大的逆境却依然能够保持乐观的态度？当我们是一个乐观的人时，"我只要尽自己最大的努力做事就足够了"这句话对我们而言就不难理解了。有时候你需要重新定义自己的目标，而不是一味地抓着最初的幻想。尽力去做，对我们而言就足够了。

●**勇于面对现实，从不轻言放弃。**保持乐观的态度，并不是说我们要无视现实，而是说，我们要实事求是地面对困难，比如说一些类似“对于这种情况，我也遭遇过”“除了这个问题之外，我并没有其他的问题”“我觉得我做得很好”这样的话，然后用积极乐观的态度处理这些问题，对自己说：“只要我努力了，好运总会降临到我身上的，我的前途将会一片光明。”

●**远离消极的思维方式。**我们一定要知道，想法只是想法，而有些想法是不能让它成为现实的。对于某些愚蠢的事情，我们庆幸自己只是停留在想法阶段而没有付诸行动，说的就是这个意思。当内心的悲观情绪对你的想法有负面影响时，你一定要限制它在你内心的发展，使它仅仅停留在意念层面上，这将使你远离真正的悲观者的行列。如果不这样做，将会使小事情演变成大灾难，影响我们的健康。

●**学习乐观主义的“ABC法”。**试着用“ABC法”解决我们所面对的逆境与挫折，即心存“结局由我来掌控（Consequence）”的信念（Belief），以此应对逆境（Adversity）。当我们这样做时，结局往往就会是我们所期望的。同样的，当以悲观的思维应对逆境时，结局则往往是我们所害怕的——一切都糟糕极了。

●**坚决抑制一切消极想法。**在我们失望沮丧时，不妨听一下自己内心的声音。倘若我们总是认为坏事因我们自己而起，认为它影响了我们生活中的每一方面，同时它还将一直持续的话，那么，这种想法一定要立刻打住。因为这样想问题是非常错误的，如果这种想法总是时不时地出现在我们的脑海中，并且已经占据了我们的大脑，那么我们一定要努力振作起来，让它离开我们的脑海，或者将其写在纸上，等我们将最要紧的事情做完之后再去处理它。这样的话，悲观情绪将会被扼杀于它的萌芽期。

● **善于帮助别人。**尽可能地帮助周围的人，这样，你将变得更加乐观。无论你做什么，义工或者仅仅听别人诉说烦恼，你在给予的过程中将会得到更多的快乐和放松，从给予中获得的成就感将会使你不再总沉浸于自己的痛苦之中。

● **善于从外界获取帮助。**对于悲观者，他们一年四季都在沮丧，总是一副没有自信的样子，面对生活总是感到茫然不知所措，他们做出的所有反应都是消极的。让他们自己帮助自己有时也是很困难的。所以，如果有必要，他们不妨找一个较好的精神治疗医生或康复医生，因为他们可以帮助悲观者摆脱沮丧的情绪，并将悲观的心态转换为乐观。

不要过于关注危险

多年以来，社会科学家们对于人类天性的研究总是偏向于悲观主义，对乐观主义的研究则相对较少。就从定义这两个概念的数量来看，对“乐观”的定义也不及对“悲观”的定义多。其中，近代大思想家弗洛伊德对乐观主义的解释是最为激进的，他认为：人们面对危险却不知不觉时的态度就是乐观主义！

人们面对困境时的态度，一般可以用乐观和悲观来形容。马丁·塞利格曼教授经研究发现：面对困境，悲观者往往会认为厄运是持久性的、普遍性的，是由自己的主观原因造成的；而乐观者则会认为厄运只是暂时性的，和其他事情没有丝毫关联，并认为它多是由客观原因造成的。悲观者以为的持久性，是指他们认为目前的困境会一直持续下去，甚至影响自己的一生；而普遍性，则是说这个麻烦还会牵连其他事物，对自己生活的各个方面都会造成影响。与此同时，他们还会在内心不断谴责自己，总是想着："都是我的错，要是不……就好了。"这种消极的态度和负面的暗示往往给他们造成很大的心理负担和精神压力，严重的甚至会危及生命，这是极其有害的。（但悲观的态度也并非百害而无一利，在很多时候，我们反倒需要适度的悲观。如在工程设计中对安全性的考虑，在工艺设计中对成本的估算，在金融控制和会计决算、商业管理、合同谈判、质量控制，以及劳资关系的管理等方面，以及统计、写作科技论文时，我们都需要一些合理的悲观。）

当你身处逆境中时，如果能用乐观积极的态度去面对困难，迎接挑战，那么你就会充满斗志，坚持不懈，最终获得你想要的结果，你的生活中就会有更多的成功，更少的失败。你也会收获身心的健康，感受到自我价值实现的愉悦。相反，如果你是以悲观的态度来面对，那么你很有可能会轻言放弃，目标更少、更低，失败也会更多，最终也很难获得你想要的结果。保持乐观的态度，最重要的就是心怀自信。自信虽不是让人积极乐观起来的唯一方法，有自信，也不一定能使逆境好转，就算是那些充满自信的人，当他们陷入困境时，也会经历恐惧、忧虑和沮丧，也会有不知所措的时候，但无论如何，自信心都是人们幸福安康的必要条件。

自信是健康之源

我将自信视作人们精神上的免疫系统。在生理上，一个健康的免疫系统虽不能保证你百病不侵，但当你不幸染病时，它能在很大程度上减轻你的病痛，帮你快速恢复健康体魄。同样的，自信作用在精神上，就像是这样一个免疫系统。通常，拥有自信的人在面对困难时都能表现得非常乐观，对环境的适应能力也很强，遇到挫折也能很快地调整好心态，并重新振作起来。

最新研究表明，健康的自信，是维持人们身心健康最有效的一种方式。自信能够增强人体免疫系统的功能，提高免疫力。心中常怀自信，对心脏病等各种重大疾病能起到预防作用，还能使病人病情好转，有利于病人的身体恢复。相反，心中常有自卑感的人则更容易感染疾病。研究表明，自卑的人比自信的人更容易患上各种慢性病，如偏头痛、呼吸道传染病、消化系统疾病（如溃疡和肠易激综合征）等。

自信的化学作用

所谓健康的自信，心身研究领域的学者们认为其主要内容就是“自我效能（Self-efficacy）”，即人们对自身能力的认知度。美国加利福尼亚大学曾经的一项关于自我效能的研究表明，自我效能会使得人类大脑中相应的化学物质产生一定的反应，并释放出儿茶酚胺，而儿茶酚胺又会引发人体内一系列的生理反应，让身体的各个部分做好应对环境的准备（战斗或逃离）。其中，典型的生理反应有心跳加速、血压升高和血糖含量上升。而自卑时则会让这些生理反应减弱，使我们感觉自己已经无力再应对那些“原本很简单”的事情，从而间接降低了我们的自我效能。

“曾经，我认为没什么事情能难倒我。”埃玛（Emma）说。埃玛是我的病人，曾自己开了一家公关公司，后来她患上了严重的关节炎。她对我讲述以前的经历：“以前，我向陌生人介绍自己的时候，即便是走进一间屋子，面对满满一屋的陌生人，心底也会很自然地生出一股热情和斗志。而现在，我越来越感觉不到自己的价值了，觉得自己大不如从前了，以前能做的很多事情现在也做不了了，一切都变得糟糕透顶，我已经不再是生病前的那个我了。”

慢性病和持续不断的疼痛，将埃玛原本正常的生活打乱了。久而久之，她曾经的自我价值实现感渐渐流失殆尽。也许，她从没想过自己会变成这样，现在却不得不接受自己是一个残废的现实，还有依靠拐杖来走路的不便，她昔日仅存的自信也随着岁月的流逝被一点一点地剥落。那么让人们失去自信的主要因素都有哪些呢？人们怎样才能重新找回自信呢？

首先，让人失去自信的主要原因是长期的疼痛和精神创伤。长期的病痛折磨，不仅会给人们的生活造成各种不便，在精神上还极大程度地削弱着人们的自信心。此外，还有许多因素也会使人们降低对自己的自信，虽然它们当时造成的影响并不明显，但日积月累，它们就会将自信慢慢杀死，这些潜在的因素包括：

- 失业
- 人际关系维持不善
- 与亲人朋友感情上的疏远
- 经济上的被动
- 远离社会
- 很难被承认

慢性病患者一般都会觉得自己什么事情都处理不好，不经意间就给自己贴上了一个“无能”的标签。时间长了，患者会变得越来越消沉沮丧，精神上也必然会承受一定的压力。最初，这种压力并不大，但随着时间的流逝，这种精神压力会一点一点地积累增大，进而也造成了他们疾病的进一步恶化。仔细思考下面的几个问题，也许能帮你找到导致自信心逐渐降低的原因。

- 生活中你能从哪些途径得到消极或不适宜的信息？
- 得到这些信息，你的感受是什么样的？
- 你通常会如何处理这些信息？
- 你在生活中都遇到了哪些降低你自信和伤害你自尊的事情？
- 这些遭遇使你的自我价值感降低了多少？

树立自信的途径

童年时期，无论是在情感上还是在身体上，父母亲的行为都直接影响着我们的性格的塑造。那时的我们就像是一部录音机，记录着父母传达给我们的一切。我们通过视觉、听觉等感官，接收着大人们传达给我们的信息，以及对我们的回应。这些信息有的是正面的、肯定的，比如：“真是个好孩子!”“你能行。”“爸爸爱你。”当被赞扬、被鼓励和被肯定时，我们便会觉得自己能融入周围的环境中。相反，如果我们总是受到批评、指责和否定，总是听到“你做得不对”“你什么都干不了”之类的话，我们便会否定自己，觉得自己很无能，生不逢时，毫无存在价值。

我们会记下所有的信息，这些都会影响我们的成长，我们的人格、思想、信仰和处世态度在我们的成长过程中逐渐发展形成。不管这些信息是正确的还是错误的，我们都会接受它们。在我们自己的思维模式形成时，它们大都已经转化为其中的一部分了。有关研究表明，人们对自我的评价中，大约有87%的评论都是消极的。而消极的自我评价则往往会让人们感到自卑和沮丧，丧失进取心。肯定自己、欣赏自己、让自己变得自信是一个渐进的过程，需要长期不断地培养。当然，你也可以通过一些方法缩短这个过程。下面就为你介绍一些行之有效的方法。

●**给生活中的不同方面评分。**列出6~8个不同的方面（比如：工作情况、健康状况、人际关系等）。根据你对自己各项指标的满意程度，给每项指标打分，分值从1~10。然后计算出“平均值”，找出评分低于“平均值”的那几项，集中精力提高它们的水平，这样就可以让你整体的自信得到提高。

●**了解内心的“对话”。**人们的内心总是不停地进行着“争论”，就好比两个自己在心里对话。“争论”的内容包括你对事情的看法、遇到的苦恼，以及你对未来的计划等。很多时候，那个“自我挫败”的你总会喋喋不休地说一些丧气话来否定你自己。这时，你可以先把这些想法都写在纸上。要想改变这些消极的想法，第一步是了解它们。

●**化消极的对话为积极的对话。**例如，将“我好害羞”转化为“我很热情”，“我缺乏魅力”转变为“我越来越有吸引力”。如果这样想让你很不习惯，不如先停下来做做深呼吸，然后对自己说：“我很棒。”一开始觉得不适应是很正常的，毕竟，要把多年的消极思维变得积极起来不是一朝一夕的事，需要长时间的坚持方能显出成效。要知道，消极思维也是一种习惯，而通过自身的努力，习惯也是可以被改变的。

●**不要给自己贴标签。**不要用“愚蠢”“懒惰”“丑陋”等消极的词语来形容自己，将那些自我挫败的词语从你的词汇表中删去。

●**确定自己的核心理念。**所谓核心理念就是构成你思想和行为的中心意念。在生活中，不管是哪个方面，你所表现出来的核心理念都是相同的。每个父母都会对孩子说“我错了”，“这个我做不到”，“别人会伤害我”，“我没资格得到这个”，“我不行”。这些话可能在不知不觉中已经融入了你的核心理念中。了解这些，当你遇到麻烦时，就能帮助你正确地理解和处理问题。

●**培养一些兴趣爱好。**人们在做自己感兴趣的事情时，往往会充满热情，这种热情不仅能让自我价值感得以增强，也能感染到其他人。很多时候，人们能通过共同的兴趣交到朋友。

●**坦然接受赞美。**得到别人的赞美，你就坦然地接受并礼貌地道谢。坦然地接受他人的赞美，不要让别人觉得你与他人不合拍。

●**保持乐观心态。**通常情况下，你的态度是乐观的还是悲观的？想知道吗？那就请先回答出下面3个P的问题：第一，当遭遇挫折时，你认为它是由你主观（Personal）的原因导致的吗？第二，你觉得它会一直持续（Permanent）下去吗？第三，你认为它会对你生活的各个方面（Pervasive）都造成影响吗？如果你的答案都是Yes，这就说明你是一个悲观主义者，你需要努力朝上述3个P的反方向发展。相信只要你能不断地努力，你的态度就会变得乐观起来。

● **获得朋友和家人的支持。** 朋友和家人的支持对患者的精神放松起着很重要的作用。他们能给患者带来精神支持和心理安慰，并激励患者，让患者保持快乐的心情。有时就算什么也不做，只是听朋友或家人说一些轻松的话题，也是一种改变自我消极印象的方式。

● **永葆自信。** 有些人只是将自信建立在自己的成功上，这是一种极端错误的想法，这样建立的自信总是脆弱的。人们总是在追求更高的目标和更大的成功，也总是会有如："当我……时，我会觉得更幸福"或者"当我……时，我会更佩服我自己"的想法。其实，真正的自信是：无论怎样，都永远无条件地欣赏自己。

在此，我给大家推荐一本关于自信的非常好的书，是杰拉尔德·G.扬波尔斯基（Gerald G.Jampolsky）所著的《爱就是不再恐惧》，书中的内容对所有人都适用。

乐观无价

我曾经有一位名叫雪莉的病人，她在20年中一直被偏头痛所困扰，她在来我这里做康复治疗期间，深刻地体会到对于疾病来说，乐观是至关重要的，换作她的话就是：拥有了乐观的精神就好比拥有了一件无价之宝。记得有一段时期，剧烈的疼痛使她连跟她丈夫一起出去吃顿饭都做不到，那是她病情最为严重的时期。经医生诊断，她患上了一种免疫系统紊乱的慢性病——全身性狼疮。所有能想到的办法她都尝试过，但都毫无成效，所以她的情绪非常低落，甚至绝望。后来，她回忆道：

突然，我的脑海里出现了一个声音，这个声音问我：你愿意就这样失去自己的一切吗？不！绝对不可以！我告诉自己要乐观，努力让自己振作起来，这是命运的一次挑战，我一定不能就这样让疾病得逞，我一定要和它斗争到底！我在康复治疗的过程中学会了很多让自己放松的方法，不会再在那些没有必要的事情上给自己压力，也不会再徒劳地忧虑。我的精神放松下来了，治疗起疾病来也就顺利多了。当我回想起自己曾经的困难境况时，我都不敢相信这是真的，因为发生了太大的变化了。

雪莉痊愈的最大受益者便是她的丈夫。雪莉在参加过我的讲习会之后，努力地使自己变得越来越积极、乐观。终于，纠缠她20年的偏头痛差不多都好了，她也能够和丈夫在饭店里共进晚餐了。

Chapter 4

打败恐惧

对于幸存的人而言，恐惧是不可避免的。

——德国政治理论家：汉娜·阿伦特

（Hannah Arendt）

从前，一位学习瑜伽的学生向他的老师请教，想知道老师是怎样让心灵、身体这两个方面保持安康的。瑜伽老师笑着回答道："你只看见我外在的安宁，然而，你却不知道我的内心，我的内心就仿佛总有两只大狗在斗殴一般。"

学生问："为什么那两只狗要打得不可开交？"

瑜伽老师说："一只狗总想带我到更美好的生命状态之中，那是一种健康的状态，精力十足，富有创造力，拥有很好的人际关系，有源源不断的快乐与宁静。而另一只狗却非常坏，它却总想带我到一个相反的、恐怖的地方，虽然这只狗只使用一种办法，但这种办法却有非常强大的力量，那便是：让我感到害怕。一旦我有一种恐惧的感受，我就会被它所操控，被它牢牢地钉死在那儿，我只能徒劳地耗费自己的精力，在混沌的世界里拼命地挣扎。因此，我只能努力地不让自己产生恐惧的心理。这两只狗会带给我极大的痛苦。"

学生又询问道："那么，在通常情况下，会是哪一只狗取得胜利呢？"瑜伽老师叹了一口气，稍作停顿后，回答道："我饲养哪一只，哪一只就会常常取得胜利。"

无知是恐惧的源头

恐惧是人类最普遍的一种情感，是我们每个人都要学会克制的一种情感。对于恐惧，大部分人的认识是非常有限的，觉得就是简单地防止恐惧的到来，采取提高和改善自己生活的行动，从而不让自己产生恐惧的感觉。我每天都要收到来自各地许多患者的求助信，他们在信中常常描述自己对恐惧的感受："这让我感到无比恐惧，哪怕是此刻我写信给你的时候，我也依然有这种感觉，我十分绝望……""我一直在想：我马上就要去世了，我的世界四分五裂了。""我觉得自己似乎正在被他人用棒球一番乱打，我太可怜了，没有做任何事情的丝毫精力，我的生命正在渐渐地消沉萎靡。""我被浓厚的哀愁所萦绕，比起我的疾病，没有什么事物还可以更让我觉得害怕。"

对于他们的恐惧和痛苦，我十分理解，在无数患上重病的患者当中，我曾经目睹过、倾听过他们诉说这些恐惧的感受，所有患者都是突然遇到这种棘手的难题。

患上癌症这些让人丧命的疾病之后，病人的第一个反应就是恐惧，"马上就要失去生命"的恐惧。接着，他们会想：我要采取哪种治疗手段？应当如何进行选择？这种办法有效吗？还有其他对抗疾病的方式吗？提出各种各样的疑问。事实上，在最初对每一名患者进行康复治疗时，我基本上都是将许多精力放在帮助他们解决恐惧的问题上。对于医学知识，大部分人只有很少的了解，有的甚至干脆一无所知。他们不知道，假如内心有恐惧感，那么就难以做出正确的决策，因为恐惧感会对你的正常判断产生影响。在你还没有掌握足够全面的信息时，恐惧就会让你太过仓促地做出决策。

很多患者不但对自己所患的疾病感到害怕，同时也非常害怕临床治疗，并且总是喜欢将自己与那些他听到的骇人听闻的故事联系在一起。实际上，每个人的具体情况不同，相应地，也有不同的治疗结果。可能有些人治疗起来非常不容易，有些人却非常轻松。我常常给患者们灌输这样一种观念："患病这件事，实际上并不像你想的那么坏！"

尽可能多地了解一些医学知识，减轻自己不必要的恐惧，这对身体的康复是非常有利的。许多患者都是因为他们对疾病的恐惧感，或者担心治疗方式错误，才让自己错过治疗机会的。医生有责任告诉患者与疾病有关的信息、所采用的治疗手段，以及这种治疗会带来的预期效果。就算是治疗产生的副作用，他们也会非常清晰地告知你，尽管这一点已经变得愈发不重要了。依据医生所传达的信息，再综合自己所掌握的医学知识，你便不会再毫无意义地恐惧下去了。

恐惧的"食物"是注意力

那些不幸得了重病的人，在首次听到确诊的消息时，大部分都会产生恐惧心理，一般来讲，这个过程是这样的：

●一开始，不相信自己刚刚听到的消息，彻底不接受它。

●接着，痛斥医生，包括递送化验单的护士，以及其他一些人。

●表现出更加强硬的态度，不停地质问自己：“这种事怎么会在我身上发生？”或者是：“我犯了什么错误，要让我承受这样的惩罚？”

●开始屈从，不再执迷不悟。

●最后承认了事实，并且决定竭尽全力，积极地跟病魔进行对抗，虽然这个过程非常艰难。

害怕疾病的原因有很大一部分是源自对疾病的迷茫与不确定感，以及觉得自己可能会因为疾病而死去。那种感觉，正如踏上了你本来不想前往的一条尽头未知的道路。恐惧是人类全部情感中伤害性最大的一种，它是一种能让人的精力快速地衰弱下去的情感，它能使病人再也无法感受到安宁祥和，能够阻碍病人的康复。

当一个人被恐惧操控之后，他就失去了健康，因为恐惧及其导致的压力与紧张已经开始对他的免疫系统产生压迫，正如阴霾一般将他覆盖住，使他体内发生各种有害的生化反应。恐惧的“食物”是注意力，当你用注意力“饲养”恐惧的时候，它就开始变得强健。因为“注意力”为它提供了营养，让它产生了力量。试想一下，你所“饲养”的思想和信念是什么呢？是恐惧，抑或是信心？是忧愁，抑或是积极向上的肯定？是绝望，抑或是意志与力量？

人在感到害怕的时候，呼吸会变得短浅、仓促，嘴唇会发干，脖子、胸腔和腹部会出现紧绷的现象，浑身冷冷的，湿湿的，感到反胃，不断地颤抖着，并伴随着诸如头疼等一些身体上的疼痛。

恐惧的人在精神上无法再进行清醒的思考和判断，会变得不可理喻，对事物产生扭曲的看法，产生非常不稳定的情绪，再也无法集中精力，甚至会出现张皇失措的行为，会养成孤僻的性格，难以引起别人的注意。

要想消除恐惧，首先要将恐惧的表现形式和恐惧的释放形式区别开来。肌肉绷紧，嘴唇发干，反胃和疼痛，种种这些皆是恐惧的表现形式——这意味着你刚刚有过一场恐惧的经历，抑或是原先的恐惧被刺激到了，从而再次出现。而颤抖与出汗则是恐惧的释放形式，而不是表现形式，是一种减缓紧张感的解决方式。哭、笑、抖动和战栗、出汗（无论出的汗是冷的还是热的），这一类反应可以让反胃的感觉有所减轻，让紧张的肌肉得以放松，减缓恐惧所引发的影响。在发生恐惧事件的时候，你越多地进行释放，留给之后用别的办法（比如做噩梦，倾诉，忍不住地尴尬、颤抖和流汗等）进行释放的恐惧就越少。

有关恐惧的实验

尽管我们很早就知道恐惧会对我们产生影响，然而，对于医学研究者而言，要想在实验室中将恐惧给免疫系统带来的具体影响准确地测算出来，还是较为困难的。因为志愿者在每个特定时间所诱发出的恐惧都是不尽相同的。然而，在这方面，阿姆斯特丹大学的心理学家们的研究已经取得了一些成果，他们在实验室中，通过诱发志愿者的社交恐惧来做相应的测算。

心理学家邀请了几名志愿者在听众面前进行一次演讲，于是，很自然地，他们的社交恐惧（一种最常见的恐惧）就被诱导出来了。作为对照组，别的志愿者进行着同样的步骤，但无须在听众面前进行演讲，他们的任务非常简单，就是当听众即可。在演讲者进行演讲时，心理学家精密地测算着他们身体内部的各项指标。结果发现，在进行演讲的志愿者的心血管中，血液的流速变快，血浆激素的水平也出现升高的现象，免疫系统内自然杀伤细胞与助手T细胞的数量也发生了变化。

仅仅是在听众面前做一次简短的演讲，就可以为免疫系统带来如此大的影响，那么可以想象，那种长时间的、持久的、更深刻的、更大的恐惧感，又会带给人们的身体何种危害。

亨利·比彻是第一个使用“安慰剂”这个词汇的医生，他为了对恐惧给人带来的影响进行研究，选择第二次世界大战时期曾经有受伤经历的一组士兵作为样本。这些士兵在战场上受伤的时候，都需要使用许多镇痛剂才可以将疼痛止住。当时，比彻的研究所针对的是战后这些士兵作为平民时，一旦受了伤，是不是也需要战争时期所需要的那么多的镇痛剂？最后比彻发现，在创伤程度和战时基本一样的情况下，那些复原士兵中，只有四分之一的人要求使用吗啡镇痛，镇痛剂需求量明显变少了。这意味着：一定存在一些东西代替了药物的作用。

比彻的研究表明，在战场上，一个士兵受伤所引起的痛楚，与在车祸中受伤所引起的疼痛，程度是不同的，尽管他们的伤口一样。对于士兵而言，受伤就能回到家里，能够退下前线，从战场中解脱出来。然而，对于受到一样的创伤的车祸受害者而言，受伤却意味着下岗，意味着一笔昂贵的医疗费，还有损失许多空闲时间等各种各样的损失。因此，相同的创伤，相同的人，有时会觉得十分疼痛，而有时却觉得并不那么痛苦。参加战争的士兵的感受比较特殊，非常有意思，那些受伤程度比较轻的士兵会有较重的疼痛感，需要使用更多的镇痛剂才可以让疼痛缓轻，因为他们清楚，轻伤就表明，经过简单、草草的包扎之后，他们又会被送到前线，而受了重伤就能够留下来，因此，他们通常会有很大的疼痛感受，需要使用的镇痛剂也就更多。

2004年，由以色列科学家进行的另一项研究表明，由于以色列妇女普遍对恐怖袭击带有恐惧的情绪，因此，她们的血蛋白水平都普遍偏高。血蛋白水平的上升，会使心脏病的发病率上升。这项研究第一次证明，恐怖活动带给民众的长时间的恐惧，确实对他们的身体健康有害。

是战斗，还是逃跑？

当一个人觉得自己遇到威胁的时候，恐惧感会让他身体的新陈代谢速度加快，从而能更有效地为他提供保护。这种本能的对危险境况的生理反应，被通俗地称为“战斗还是逃跑”。1920年，这个概念由美国生理学家沃尔特·坎农（Walter Cannon）第一次提出来。坎农发现，不管是动物还是人类，在面对威胁的时候，都会引发自身神经系统的激素分泌。激素会让人心跳加速，心脏大力地向外泵血，从而尽可能多地为身体提供能量，神经的反应会快过平时的反应，皮肤温度有所降低，产生鸡皮疙瘩，瞳孔会放大，以便可以更清楚地看到周围的景象，同时大脑在对最好的行动时间进行判断。

要想了解恐惧是怎样发挥作用的，我们需知道人类大脑中的恐惧中心——杏仁核，它的作用与动物大脑中的杏仁核是一模一样的。杏仁核是大脑中形成并识别情绪的一处区域，假如将恐惧比喻为一个车轮，那么杏仁核便是该“车轮”的“轮轴”。当这个区域遭受刺激的时候，就会导致体内分泌压力激素，让人进入过度警觉的状态。杏仁核会对最原始的恐惧、恨、爱、激动、愤怒等情感进行处理，当杏仁核的工作不正常的时候，诸如情绪紊乱、极度焦虑等情绪混乱的现象就会出现。

杏仁核通过视神经可进行感知（大脑中接受信息的地方），通过皮质层可进行思考（大脑推断的基座），通过海马趾可进行回忆（大脑中储存文件的地方）。当一个人害怕某种事物的时候，他就有可能会害怕与该事物相关的全部事物。然而，和老鼠不一样的是，我们人类会对一些只是“读到”或者“听说”的事件感到恐惧，会担心自己从来没有经历过的事情。此外，假如某种常规的状态被打破了，而对此，我们又不能做出反应，那么恐惧也会不由自主地产生。值得讽刺的是，事实上，历史上真正发生过的灾难其实并不多，但在相当程度上，许多人却经常对一些并不值得恐惧的事情（比如禽流感）产生恐惧感。当今先进的科技在为我们带来越来越多安全的同时，也为人们带来了越来越多的恐惧感。

从前，曾经有人由于擦伤引发感染而死去，而如今，我们会利用有效的抗生素将感染彻底阻挡在外。我们拥有可以放心饮用的水、新鲜的空气，以及高效地清理生活垃圾的能力。我们在能够调节温度、大多数疾病能够被控制的环境中生活着，但是比起以往的任何时候，我们却变得更加担忧。那些自然界的风险并不再存在，然而我们却在心理应对机制上耗费了大量精力，这相当于自我残害。在现代人类这里，生物界原本正确的“恐惧应对机制”却变成了无谓的心理恐慌。值得讽刺的是，我们过度担忧自己的健康，恰恰会对我们的健康造成不利影响。许多媒体也喜欢将有关健康的忧虑夸大，并且马上就将这些信息传播到无数人身边。实际上，这会诱导恐惧成为真正的危险。

1930年，英国的妇产科医生格兰特利·迪克-里德（Grantley Dick-Read）观察到，妇女在分娩时所感受到的疼痛大部分是因为不必要的肌肉紧绷引起的。分娩时，妇女的紧张心绪会导致血液流出内部器官，使正在“努力工作”的子宫含氧量降低。怀着紧张情绪的人体会将诸如肾上腺素和皮质醇的激素分泌出来，该类激素会对分娩的顺利进行带来阻碍。也许，这听上去会让你觉得怪异，然而，看看野生动物是怎样分娩的，你就能够理解了。野生动物在产子的时候，会尽可能选择到密林深处或者隐蔽的地方，假如它感觉到有危险存在，那么“战斗还是逃跑”的心理机制会立刻强迫它停止产子，等它逃离到一个安全的地方，没有危险之后，分娩才继续进行。这样，后代被顺利分娩出来，母子都会平安无事。这是在千百万年的进化中，人与动物所形成的本能。

这就是“战斗还是逃跑”这种生物本能所发挥的作用，而假如在日常生活中，你总是感到非常紧张，那么你的身体就会常常分泌诸如肾上腺素、皮质醇之类的激素，而对于人体的健康来讲，这些激素都是有害的。

恐惧和忧虑之间的区别

美国心理学家玛丽·米格尔（Mary Meagher）进行关于疼痛的研究已将近20年了，她认为，在疼痛感受方面，恐惧与忧虑这两种情感各自发挥着十分重要但又完全不同的作用。换言之，事实上，恐惧是会让疼痛感有所减轻的，而忧虑则会让人对疼痛变得敏感，使人对疼痛的知觉有所加强。

恐惧是人与动物面临危险时产生的一种“紧急警报反应”，是一种以希望可以躲避危险，并有特定生理指标的变化相伴的反应。而忧虑则是一种“向着未来”的情感，其特征是对“潜在威胁的事先考虑”。恐惧会让人行动起来。当一个人陷入生命遭到威胁的困境时，身体会将疼痛反应暂时关闭起来，因为疼痛会给他迅速寻找逃生之路带来阻碍，而忧虑会让人对自身所处的状况进行审视，将更多的感知投进去。

19世纪时，探险家大卫·利文斯通（David Livingstone）就有过这种遭遇。有一次，他在南非遭到一只狮子的攻击，那时候，狮子将他的肩膀抓住了，狂咬了好一阵子。后来，他回忆道：“恐惧让我有一阵昏厥的感觉，正如一只被猫捉到的老鼠那样。当时，我十分清醒地意识到所发生的事情，却没有疼痛的感觉。那种步入梦境一般的感觉，正如患者被氯仿局部麻醉那样，尽管他可以将手术的全部过程看得一清二楚，但却无法感觉到手术刀所带来的疼痛。”幸运的是，当狮子将爪子松开的那一瞬间，利文斯敦设法逃脱了。

如今，在我们当中，大部分人都无须为生存而在荒无人烟的野外搏斗或奔跑了，然而恐惧这种本能却并未过时，在今天，它一样发挥着重要的作用，正如利文斯敦遭到狮子的攻击，或者我们的祖先遭到剑齿虎的追逐时，它所发挥的作用一样。例如我们在午夜的城市中背着旅行包走着时，一般来讲，我们不会为了节省时间而拐进空无一人的小巷，这是基于“避开危险”的理智型恐惧而做出的一种选择。不一样的只是，在当今社会，刺激我们的事情发生了变化，即所处的环境发生了变化，在我们的生活中，依旧存在着与几百年前一样多的危险，恐惧也依旧如同在过去那样发挥着保护我们的作用。例如，尽管我们没有前往鼠疫流行的地区，但是，当我们忽然间看到一只老鼠的时候，我们的心脏依旧会猛然跳动一下，这就是人类在进化中所产生的恐惧感在警告我们：“要小心！”

恐惧同样会“传染”

恐惧同样也会“传染”！相信大家应当都听说过恐慌四处传染、蔓延的故事。例如1998年，在美国田纳西州的一所学校中，一名教师在她的班级上闻到了诸如汽油之类的味道，于是她开始当众抱怨自己有头疼、恶心、窒息、头昏眼花的感觉。不久之后，她班上的几名学生也说自己闻到了汽油味。结果事情闹得越来越大，发展到最后，连消防员、警察以及救护车都来了。在一片吵闹声中，校方将整个学校的学生和老师疏散开了。随后，当地医院接治了80名学生以及19名教职员工，其中有38人由于病情严重，当晚被留院观察。直至5天之后，学校才重新开课。在这段时间里，这家医院又陆陆续续地接收了71名病人，他们都表现出有毒气体侵害的症状。

事后，当地政府开始对事件的原因展开调查，但最后也无法给出一个医学方面或者环境方面的解释。在《新英格兰医学杂志》上，一个调查组织针对这次事故发表报告称，疾病的爆发也许是因为恐惧心理引起的，人们对意念中的毒气泄漏形成恐惧的心理，这种恐惧与相应的身体症状在高密度的人群中迅速地传播起来，从而导致了这起事件的发生。伦敦圣托马斯医学院的西门·韦塞利（Simmon Wessely）博士说："尽管学生们接收的只是心理暗示，然而，他们也能产生真正的肉体疼痛和不舒适感。"

恐惧是后天学习的

美国心理学家玛丽·米格尔发现，在人类的恐惧中，有超出其自身本能的一些事物。有时，我们会产生一种独特的天赋，可以对可能会发生的灾祸产生预感——例如，我们曾经听说过的、阅读过的，或者在电视上看到过的那些恐怖事件。许多人都没有空难的经历，然而他们一旦坐上飞机，就会有恐慌的表现，手指紧紧地抓住扶手，因为用力过度，关节都变白了，似乎真的就要发生空难似的。对于人类来讲，预想一件可怕的事情就会导致身体出现和现场经历这种事情相同的反应。

恐惧是效果最强的预警程序，是对所面对的威胁的一种自然的反应。可惜的是，我们往往会恐惧那些相对而言并不危险的情况，例如恐怖主义、疯牛病，以及现在的禽流感。对作为个体的我们而言，这些危险的风险度并不怎么高。

经研究表明，我们天生只具备两种恐惧：对跌落的恐惧，以及对巨大声响的恐惧。除此之外，其他的恐惧都是我们后天学到的。这个结论也许会令你感到非常惊讶，但它确实是事实。读到此处，可能你要质问自己：平时怎么会有那么多让人恐惧的事情啊？

持久的恐惧会对人的身体造成十分大的刺激，正如一辆小汽车总是将马力加大，持续进行时速100英里的奔驰一样。对于总是感到警惕的人而言，他的“战斗还是逃跑”反应机制是很容易被引发出来的。终日处于这种惶惶不安的情绪之中，结果只能是早早地就让他的身体衰弱下来。

在人类所患的各种各样的疾病当中，最需要我们提高警惕的，并非那些发病率非常低的“可怕”的疾病，而是长时间的忧虑和恐惧所导致的普通疾病。例如心脏病，尽管它非常普通，但它却是死亡率最高的一种疾病。实际上，很多疾病都是因为恐惧而诱发出来的，其中就包括心脏病、癌症、中风等。

怎样处理“手术恐惧”

很多患者都需要通过手术进行治疗，在接到医院通知后，他们大多会有这样的反应：脑子里乱糟糟的，开始胡乱地想象着让他们感到害怕的一些影像。此时，他们的心态都是差不多的，都会觉得自己非常孤单，非常脆弱，身穿单薄的病号服，自己的命运也只能让别人操纵着……由此，自然也会产生一种强烈的哀伤。

琼（Joan）便是这样的一位患者。当她接到通知需要通过手术来将体内的恶性肿瘤切除掉时，忧虑与恐惧的感觉就将她彻底淹没了。“我真的感到非常害怕。”后来，她告诉我，“现实的状况是，可能我完全无法走下手术台，我真的需要想办法放松自己，我太害怕了……”

手术，确实是一种非常艰难的经历，它是人最脆弱的时刻，把自己的命运完完全全地交到别人手里，甚至是与死神擦肩而过。纵使手术取得了成功，也还会产生疼痛、残废、破相、丧失器官或肢体等种种痛苦，还有伴随着的行动障碍，这些都是让人感到害怕的事情，也都是患者需要直面的一个心理负担。一般而言，医院能够提供的，只不过是为患者开列一张标明各种风险的免责表，向患者说明术前的一些问题，或者仅仅是简单地给一张传单，说明在手术中可能会发生意外的一些相关信息。你必须自己准备好所有这一切，去承受所有的可能。

在应对手术的时候，你不要为自己增加过量的心理重担。有条件的话，你还可以寻求康复医生的帮助，通过一系列身心之间的沟通技巧，他们会帮你直面恐惧，假如你走运的话，也许这种措施还能让你的手术结果获得改善。而你所要做的，关键是学会**让自己加入康复过程当中，调节自己的心态与情绪，帮助自己走向康复。**你要从以悲观的态度对待疾病的“患者”，变成以积极的态度对待疾病的“自我康复者”，这将带给你十分巨大的益处。对于这一点，许多研究都有所证明。将恐惧感消除掉之后，在术前和术中，患者能感受到更多的平静与安宁，患者的痛感有所减轻，从而镇痛剂的需求量也就变小了，术后，身体的康复速度往往也会更快，因为恐惧感减少之后，因手术而流失的血液量就会有所减少。此外，患者免疫系统的功能也会变得更好。

相比恐惧给手术患者造成的伤害，通过学习而将恐惧成功消除掉的好处是非常显著的。当一个人由于手术而感到忧愁的时候，他身体里快速分泌的压力激素会让症状的反应加剧，比如加重疼痛感、增多术中及术后并发症、失血过多，甚至延长伤口愈合的时间。焦虑与恐惧，特别是在进行手术的前几天或者前几个星期就开始产生的焦虑情绪，会导致如下结果的发生：

●造成体内皮质醇水平的升高，从而对免疫系统功能的正常发挥造成妨碍，使患者的感染几率增大，延长伤口愈合的时间。在术中，那些感到恐惧、惊恐最严重的患者的皮质醇水平会升高至平均值的10倍。

●造成患者用抽烟或喝酒的方式来放松的倾向。酒精会使人体免疫功能弱化，延长伤口愈合的时间，使麻醉的效果降低；而抽烟会对血液流向内脏器官（包括流向皮肤）造成阻碍，延长伤口愈合的时间，并使术后感染的风险有所增加。

●造成儿茶酚胺的分泌量的增加，这种激素会导致高血压与心脏不正常地跳动。

●在进行手术的时候，需要使用更大剂量的麻醉药液才能有效，从而拉长这种麻醉药液存在于体内的时间，诸如眩晕、头疼等药品的副作用，会变得更剧烈，持续的时间会更长久。

●对大脑皮层功能的充分发挥造成阻碍，使患者无法进行理智客观的思考和判断，从而使康复的时间延长。

●造成痛感的加剧。早期的研究便已证明，焦虑的情绪与病人所感受到的疼痛程度正相关。

20多年来，很多研究都表明，在进行手术的时候，情绪稳定的患者会产生更少的疼痛，其康复的速度也会更快，手术并发症会更少，自然地，其出院的时间也就更早。所谓“恢复”是一步一步来的、一系列的、互相牵连的一个过程，下一步骤的效果完全会因为之前的问题而大打折扣，最后一步的伤口愈合与一开始的修正过程有着紧密的联系。对此，医学界曾做过两项研究，它们都表明：手术患者放松的好处是必然的，至少它会让疼痛有所减轻，使康复的速度加快。

1997年，第一项研究在美国《结直肠病》杂志上发表。研究进行的地点是美国克利夫兰临床医学中心，志愿者是130位正在此处准备进行胃肠手术的患者。在手术之前，研究者让他们先听一段轻松的引导型想象录音，使他们稳定自己的情绪，不再感到恐惧与忧愁，接着再进行手术。结果表明，比起没有听过录音的人，这些患者的临床表现要好得多，他们产生更少的疼痛和焦虑，使用更少量的药，肠道功能康复的速度也更快，仅仅需要58个小时，而依照常规方法进行这项手术的患者，其肠道功能需要92个小时才能恢复。

第二项研究曾在《西部医学杂志》上发表过，进行的是一项创伤外科的手术。在整个手术过程中，患者们都非常清醒，因为只是通过静脉为他们注射镇痛剂而已。研究人员将患者分成3组，第一组患者依照常规的方法接受治疗；在第二组中，则让一个进行安慰和劝导的人坐在每位患者身边；而在第三组中，也有一个人坐在每位患者身旁，但他的工作不是安慰和劝导，而是尽可能引导患者们展开想象，产生能使其放松并消除恐惧感的一些意象。在手术中，全部小组的患者都保证有镇痛剂的供应，患者能够按照自己的情况要求使用镇痛剂。结果表明，第三组患者，即通过想象让情绪得以稳定的那一组患者，在手术中产生最少的疼痛感和焦虑感，当然，其所使用的镇痛剂也是最少量的，而且相比其他两组，其手术时间要更短，而且几乎没有并发症。经过估算，因此节省了1200多美元的费用！

那么，具体而言，应当怎样利用心灵与身体之间的互动，让自己更顺利地进行手术或别的治疗呢？我提议，你可以采取比如冥想、瑜伽之类的让身心获得放松的一些方法，我的大多数患者是运用我的自我康复录音获得放松的，但要知道，此处的放松并不是彻底全然地松懈下来（那样就入眠了），而是处于一种“更加清醒”与“安宁的敏锐”模式中。一位叫亨利·贝内特（Henry Bennett）的医学研究人员说：“你要想象自己是一名运动员，正在接受训练，准备参加某次重大的比赛，而不是任人宰割地将自己完全交到手术医生手里。”此外，听音乐也是让紧张的情绪放松下来的良好方式。经研究表明，在被麻醉状态下，人们也依旧能够听到声音。

我曾经遇到过一名外科医生，他在手术前的准备工作让我很惊讶，他不是与别的医生谈论一场高尔夫球赛（尽管这种举动很不雅，但却是外科医生常常在手术台上做的事情），而是跟一名已经被麻醉了的失去意识的患者交谈。他向患者做出暗示：要让血流量降低下来，以便能康复得更快。这个手术组的一位医生对我说，他们所获的数据表明：这种准备工作有着非常显著的实际效果。例如，在一位要进行子宫切除术的患者接受手术之前，假如能为她营造一种积极向上的精神状态，那么她所使用的镇痛剂就会减少23%（相对于进行正常手术的对照组而言）。

实际上，手术台上的已被麻醉的患者，可能会有意识地听到人们说出的一些只言片语，这会让他感到烦闷。而有时，麻醉药的效应会让患者感觉到各种声音听起来非常大。因此，听音乐会安抚手术台上患者混乱的思绪，对他情绪的持续平静提供帮助。另外，护士们也留意到，听音乐的患者会有更加平和的情绪，使用较少的镇痛剂。假如选择用听音乐的方式进行放松，我建议你听一些可以让人产生安宁的感觉，每分钟节奏不大于70下的音乐，因为人的心率与其所倾听的音乐的节奏是保持协调一致的。

请其他人帮你打败恐惧

● 在你收集有关疾病的各种资料的时候，要尽可能地与主治医生们都混熟，最好与他们每一位都见过一次面，将那些陌生的医生转化成可以给自己带来建议的资源。你会发现，他们是非常有用的信息传递者，他们可以回答你想了解的问题，他们在你最需要帮助的时候也有能力为你提供帮助。

●对于愿意与你进行交流的那些医生，愿意回答你的提问并对你的处境表示理解的医生，以及可以体谅你的医生，尤其要想办法多多接触。

●在接受种种检查、治疗的过程中，要将病情的预后情况询问清楚，以避免情绪出现起起伏伏的波动。

●尽可能在每个星期的前几天就与医院预约好进行重要检查的时间，如此一来，就无须等到下周才能拿到化验单了。有时候，医院化验室的效率是非常低的，也可能由于医生们来不及相互沟通而让化验单迟迟不出。

●在马上要接受大的治疗的时候（例如进行活组织检查、化疗或者放疗），不要规划可能对你的精神带来压力的那些事情。好好利用你的支持体系（亲人或者朋友）来为你鼓劲加油，能够帮助你顺利度过这个星期的任何人和事都是可以利用的。

●假如有“热心肠的人”想要告诉你与疾病有关的恐惧消息的时候，迅速打断他们，告诉他们：“我只想听结局开心的事情！”

●当情绪陷入低谷的时候，随之，身体的各项机能也会有所下降。假如无法控制自己，也不要忧虑，直接去看医生，申请获得一些可以减轻忧愁、伤心和失眠症状的药物。作为一个康复治疗医生，我总是这么告诉我的患者：“任何事都是有办法解决的。”

●寻找意义更大的事情，探索具有实际价值同时可以促使生命更蓬勃向上的经历。多花时间与那些心态积极的人待在一起，他们会指引你，纠正你，教你怎样去与疾病做斗争。

释放恐惧，能赶走恐惧

接下来的这个简单的意念训练，会对你有效确认、定位并赶走恐惧心理提供帮助。

●**认明自己的恐惧。**将恐惧赶走，首先要对恐惧进行确认，只有对它有清楚的了解，你才可以成功地将它释放掉。问自己这些问题：你在恐惧什么东西？是失去工作？是死亡？是损失？是遭到遗弃？是破产？还是别的一些什么东西？确认你心中的恐惧，是从它对你的纠缠中解脱出来的第一步。

●**驱赶恐惧。**在一张纸上列出你全部的恐惧。这是有效地将恐惧消除掉的一种方法。也许你会发现，原来驱赶恐惧只需写出它们，将其说出来，就这么容易。当然，你还可以寻求专业心理治疗师的帮助。

●**将恐惧说出来。**大声地对别人说出你心里的恐惧，恐惧的威慑力将会降低许多。

●**了解你所恐惧的事情。**你之所以感到害怕，绝大部分原因是由于你对恐惧之事缺乏了解（例如死亡、残疾等），尝试着主动对自己所害怕的事物进行了解，对它有完全清楚的理解，这样就不会再害怕它了。

●**向不害怕的人学习。**假如你担心或者害怕某些事，那么，找一些不害怕这些事情的人，尽量拿出时间与他们多接触，有他们与你同在，你就能很容易克服恐惧心理。

●**进行训练。**有一些恐惧（例如死亡），人们往往没有勇气去触碰，因为它很容易产生非常糟糕的感觉。建议你从很小的地方开始，一步步地，循序渐进地锻炼自己对它的忍耐力。只有先熟悉它，才可以慢慢地消除掉它。

●**通过幻想来鼓励自己。**例如，你也许没有勇气在大家面前演讲，因为你担心听众对你进行评判。然而，你能够通过想象来鼓励自己，想象听众都是一群没有穿衣服的人，而你，作为这个房间里唯一穿着衣服的人，理所应当地在评判席上坐着，给他们训话。自然地，进行这番想象之后，你就不再感到害怕了。相同的道理，我们也能够进行类似的想象，来消除别的恐惧。

●**停止长远的计划。**不要进行长远的计划，只留意每一个细微的成功。例如说，你有恐高症，却企图攀登一座高达50层的大楼，这自然是一件非常困难的事。因此，你别去想“大楼最高点”那遥不可及的东西，只看着自己接下来要踏的一步。一步步地向上走去，最终，你就会抵达最高点。

而一节冥想训练，将会帮助你发掘出内心深处的记忆，从而有效地应对种种恐惧。

挖掘积极的记忆

接下来的这段话，你可以选择自己阅读，也可以选择让朋友帮你朗读。读到有省略号的地方时，稍停片刻，用任何你自己觉得舒服的方式感受那一刻。这个训练的时间是20分钟左右。

尽可能选择舒适的姿势，躺着或者坐着都可以……在你的身体彻底完成了冥想准备的时候，感受一下双手空空如也的那种安宁的感觉。浑身的肌肉放松下来，一直地放松着，从上至下，直至脚趾头……继续放松着……再放松着……心里要感到安宁，祥和……从里到外，整个人都感到放松。此时，用你觉得舒服的方式，与我一起完成接下来的这个训练。

这个训练的前半部分是帮助你回忆你曾经可以把握自己命运（至少是较大程度上的掌控）的一些时光。我会让你对不同阶段的经历——那些你可以自信并且有能力解决困境的经历——进行简短的回忆。在后半部分，我会教你如何塑造一个在任何时候恐惧和威胁都无法压倒你的伟大形象。在训练的过程中，你要注意用心感受一下意识中产生的那些记忆影像，它们是你摆脱恐惧困扰的出口，会指引你远离恐惧。

好，接下来开始进行训练。知识让人变得强大，知道得越多，就越不害怕恐惧，因此，请你回忆自己通过掌握新知识而打败困难的一段时光……回忆这段时光的时候，要感受一下有能力学习和成长是什么样的一种感觉……恐惧正在强迫你，让你相信你是一个人在战斗，在面对困难。然而，实际上你不是，你并不孤单！不要让恐惧在内心长时间地停留，它会在那里渐渐长大，而且变得健壮有力。向别人说出心里的恐惧，操纵你的恐惧的力量就会被削弱。此刻，回想这样的岁月：你将你的感受和需要向别人倾诉了出来，家人和朋友们都支持着你，为你鼓劲……现在，你体验着浓浓的关爱，感激的情绪充满体内，在你的生命里，有许多人在关心着你。

担忧恐惧未来，绝大多数源自你曾犯下的过错。你总回忆着过去的过错，也就不自信地害怕着未来。因此，要想将这种恐惧心理驱走，就要想办法证明自己并非那种无用之辈，要证明不但成功经常来到自己身边，同时，就算偶尔出现了失败，你也可以从失败中吸取经验。此时，回忆这样的一些往事：你曾犯了过错，但能立刻宽恕自己，并可以从中吸取经验。

恐惧总会让你将目光集中在个体的具体事物身上，将某些事物视为好的，而将另外一些事物视为不好的。当然，我们每个人都有将生活中一部分东西视为能够接受的，将另一部分视为无法接受的习惯。然而，当你站在整体的角度对待个体的时候，你就可以获得一种新的超越个体的感受。换言之，假如你可以从一个更高、更广的角度去对待某一件东西的时候，或许你所获得的就是一种完全不同的认识。正如抱着一个刚出生的婴孩，或者站在海边眺望大海，感慨历史上不知曾经有多少人看过这片海域，此时此刻，人一般会感受到与生命本质的这种联系。此刻，请你站在更加宏大的角度，看待你所恐惧的事物，用心感受那种大一统的感觉。

将来的恐惧就放在将来去处理吧，此时不用徒劳地担忧将来，没必要将未来的恐惧拉到此时此刻，这是将恐惧消除掉的最直接、最有力的一种方法。生命给予你快乐，这些快乐每时每刻都是存在着的，只要你关注它们，你就可以找到它们。多多留意快乐，自然地，你就会忘掉恐惧。相比快乐而言，恐惧留给你的只有迷惘、伤心，以及各种负面的情绪。假如心里存在恐惧的感受，那么你就再也不会为一只疾走在河滩上的小鸟而会心一笑，再也不愿听朋友说笑话，从此以后，再也不会有任何幽默，就如此，一直抑郁而终。这不但对你自身的康复非常不利，也将痛苦带给你的家人和朋友。因此尽可能地留意现在所发生的事情，不要去思考未来，这样你才不会被将来的恐惧所压抑。感受此时此刻的安宁……这一刻从没在以前出现过，以后也不会再出现了……终于，你可以不去思考未来了，此时，安静、祥和的感觉在你的全身温暖地流淌着……

继续体验一下这种难得的安宁感吧。好，现在，我们开始进行这个训练的后半部分：建立一个可以将恐惧的力量削弱的形象，让恐惧不再支配你。首先，纵观一下你的整个人生经历，你一定会发现，发生了许多让人害怕的事情，而且将来还会发生更多的事情。要相信，你可以将它们一一解决好，你具备这样的能力，一定要赏识自己，知道如何褒奖自己。在心里勾勒出一个强大有力的形象，想象它在你的内心沸腾上升。这个形象可以是你所看到的代表力量的任何一种东西，也可以只是抽象的一种概括。此时此刻，集中精力，用心去体验它……

继续幻想这个强有力的形象，让全身充满了信心和安宁。尽管你不可能控制发生在你身上的每件事情，可是，你完全有选择用何种态度去对待它们的能力，知道这一点，让你感到多么惊喜！你将恐惧的能量削弱了，让它再也无法对你的健康造成影响。从今往后，你可以经常想象这个强大有力的形象，让它牢牢地占据着自己的内心。假如恐惧不停地骚扰你，你就不停地幻想这个形象。经过多次这样的训练之后，也许你可以建立起更加强大有力的形象，到那时，你就会明白：你根本没有恐惧任何东西的必要！拥有了这样一个可以为你带来安宁和慰藉的形象之后，每当恐惧到来时，你都会自然地想到利用这个形象来与它们做斗争，让自己不被它们伤害。

此时此刻，渐渐地将注意力转回房间里……身体要完完全全地放松，自然地沉到椅子上面……做深呼吸，再让双臂和双腿做一下伸展，返回到现实的知觉状态中。从现在起，你可以应对任何恐惧。你不再是恐惧的囚犯了。

就我接洽过的患者而言，在我第一次与他们会面的时候，他们或多或少地都带着一些恐惧心理，程度常常与他们的诊断结果正相关。他们不清楚，实际上，相比疾病造成的伤害，恐惧给他们的身体带来的伤害一样严重。与他们会面的时候，我几乎都可以听到他们说“恐惧”这个词。我始终认为，“恐惧”这个词在很大程度上带有消极与悲观的意义，恐惧与忧虑结合在一起，就成为一个能够致命的组合——有时确实是这样的。

将恐惧消除掉，有点近似于在启动车子的时候从制动踏板上移开脚，只要你开始采取行动，就会自然而然地一步又一步地往下走，要让自己与生俱来的乐观主义与积极的态度扮演人生中更重要的角色。爱害怕的人，总会忍不住地去思考最坏的结果。在我们每天的生活中，我们倾向于将事件发生的概率作为自己的行为准则。有些时候，坏的概率是非常小的，那些坏的结局的发生概率几乎为零，你可以统计这些不良后果的可能性，但不能让它们操纵你的生活，因为在整个事情中，它们所占的比例实在太小了。正如你在大街上行走着，你非常清楚，自己被瓦砾砸中头部的可能性十分之小，因此，你并不会吓得躲在家里足不出户，或者在出门的时候头戴一顶头盔！假如概率总体上是好的，那么你就要坚信这个事实，不要再去胡思乱想。假如总是胡乱地进行猜测，那么潜在的恐惧就会让你一直将较小的不良概率推论成较大的，紧接着，你会据此做出煞有介事的行动，似乎它真的有可能出现似的。

恐惧是人类所有情感中对身体带来最大危害的情感，下面是一个简单的四步法，你也可以通过它来应对恐惧：

- 认识到恐惧的存在。
- 向他人说出恐惧，寻求别人的支持。
- 寻找任何可以让你知道并驱走恐惧的信息。
- 解决好自己的情感，给自己鼓劲，与病魔做斗争，享受生活，享受过程，享受充满活力的感觉。

Chapter 5

将内心的愤怒征服

愤怒，就如同一个紧抱炭火的人，想将其投向别人，最后却将自己烧毁

——佛陀

愤怒损害健康

约翰·亨特（John Hunter）是18世纪赫赫有名的一位医生，他曾是外科医学的先驱者，又是乔治三世国王的外科主治医生。患有心绞痛的他总是因为生气而发病。他经常感叹道："恶魔一直在我的生命里纠缠，我只能苟活于他的阴影之下。"1793年，伦敦圣乔治医院开董事会时，亨特因为和董事会的其他成员发生了争执，一气之下走出了会议室。随后，他便在隔壁房间身亡。后来，他的传记作家在书中对他的暴躁脾气做了这样的叙述："急性子又没有耐心，容易发怒又往往很难恢复平静。"

200年过后，一位名叫比利·乔尔（Billy Joel）的歌唱家，写了一首名为"愤怒的年轻人"的歌，讲述了一个年轻人从来都不知道知错就改，不知道在错误中汲取教训，他也不明白他的心脏总是出毛病到底是什么原因，所以他注定要步那位"愤怒的老人"的后尘。近年来，约翰·霍普金斯医学院做了这样一项研究，通过对1337名医学院男性学生进行3年的跟踪研究发现，容易患心脏病的往往是那些脾气暴躁容易发怒的学生，相比于正常学生，他们患病的概率是不易怒学生的3倍之多，发病的概率则高达5倍之多。同时，容易生气的年轻人进入老年后大多数都会患上心脏病。

研究“愤怒对健康的坏处”

究竟是什么原因让愤怒可以对人体造成如此大的损害？生气怎么会使人患病？众多相关研究表明：经常性的生气或者说是愤怒，会对人体健康造成非常严重的危害。从下面的一些研究中不难看出：

●近年来，相关研究人员进行了这样一项关于愤怒的研究：参与研究的都是一些“经常参加社交活动”的志愿者，从研究结果中发现：相比于那些不容易生气的人，容易生气的人心脏病发病率是他们的3倍之多。

●2002年，美国医学学会主办的《内科学纪要》发表了这样一篇报告：容易生气的人在遇到压力时患心脏病的概率是不容易生气的人的3倍之多，早期发病率则在5倍之多。由于脾气暴躁而引起的心脏病，发病率经常还高于诸如糖尿病和高血压等常见病的发病率。处于美国的北卡罗来纳大学，调查了学校内20岁左右的学生，发现那些被别人评价为“容易生气”和“总是对别人有敌意”的人，在45岁之后的死亡率比正常人高7倍多。

●斯坦福大学所做的一项研究表明：心脏病人的心脏冠状动脉在他们回忆令自己生气的事时会有明显的收缩。

●以色列的相关研究显示：生气会导致脑中风之类的疾病。西尔维娅·科通（Silvia Koton）是一位神经学者，她曾经调查了200名住院的脑中风患者，结果显示有30%的人在中风之前2小时曾有过愤怒的情绪。她还指出，愤怒情绪使病人的疾病在2小时内的发作风险提高14倍。

●马德胡丽卡·古普塔（Madhulika Gupta）是西安大略大学的教授，他曾在自己1997年发表的论文中指出：抑制自己愤怒的情绪，可能会使人身患牛皮癣，而且使病情呈现“爆发式”的发作。同时，他还发现，愤怒情绪能否及时得到缓解会直接影响到牛皮癣的早期发作（所有年龄阶段的人都会患牛皮癣，故而这里所说的“早期”仅仅是指在40岁之前患上牛皮癣的人）。早期发病的牛皮癣患者大多是因为压抑了自己想要生气的情绪，这些人即便是后期进行了临床治疗，效果也并不会很明显。

●加拿大最近进行的一项研究显示：如果一个男性经常处于愤怒或者对别人有敌意的状态，那么他患心脏病的概率是极其高的。长期处于愤怒状态的女性可能没有这么高的患病风险，但这并不表明她们的情绪和健康没有关系，她们也会因为紧张和愤怒患上其他类型的疾病。一本名为《心脏》的杂志曾经发表了一项研究，这项研究认为：女性是否爱生气，与她们患糖尿病有一定的联系。

●《英国皮肤病学杂志》近来发表的一篇论文指出，愤怒情绪会促进粉刺生长。该论文作者说：“管理粉刺病人的负面情绪，如愤怒，也会有助于他们的治疗。”

●《高级医学期刊》上发表了一项由美国研究人员进行的研

究，研究的主要内容是，让所有志愿者先后体验积极以及消极的情感，然后检测其S-Iga（即分泌型免疫球蛋白）数量和心率。S-Iga是人体防御病毒和细菌的第一道防线，它存在于人体的肺、消化道以及尿道中。同时，研究人员还发现，如果志愿者回忆以前吵架的时间在5分钟左右，那么他们的免疫系统将在6个多小时之内无法正常起作用。而如果他们回忆的事与真诚或爱相关时，免疫系统功能将会有很大的提高。同时，高水平的S-Iga能够有效地抑制乳腺癌细胞的扩散。由此看来，有效控制自己的愤怒情绪，可能会有效控制癌细胞的扩散。

●世界艾滋病协会曾发布过这样一项结果：处于恋爱中的男性如果感染了艾滋病毒，那么他们的愤怒情绪则会对其体内的助手T细胞（一种帮助协调人体内各种免疫细胞活动的白细胞）和抑制T细胞（抑制免疫细胞的功能发挥，以免防御过度）有很大的影响，影响它们正常发挥作用。在愤怒的时候，助手T细胞的数量会减少，抑制T细胞的数量则会大大增多，从而使自身免疫力下降。

●美国加州大学精神病学和行为科学的名誉退休教授乔治·所罗门博士所做的一项研究发现：倘若一个人压抑着自己想要发怒的情绪，那么其体内免疫系统中防御细胞的数量就会大量减少，而勇于承认自己生气的人体内的防御细胞数量则不会发生变化。他这样说道："压抑愤怒的人比正常人更容易患上与免疫系统相关的疾病，像类风湿性关节炎、传染病或者一些癌症等。他们不愿意表达自己的愤怒情绪，而是将其压抑起来不愿发泄。而一个人不把自己的愤怒情绪释放出来，将会对自己有很大的伤害。"

由愤怒导致的生理反应

愤怒会引发人体下面的一些生理反应：

●分泌肾上腺素，同时身体肌肉绷紧，准备防御。

●加速心脏和颈动脉中脂肪沉淀的化学物质，如胆固醇和儿茶酚胺会被大量地释放到血液中。

●心跳加速，血压升高。

●呼吸急促。

●流向肝脏和胃肠的血液流向了心脏、中枢神经系统以及肌肉之中。

●分泌皮质醇，从而降低免疫系统功能。

●男性会大量分泌睾丸激素（男性激素之一）。

因为这些生理反应的刺激，人们的身体会瞬间变得紧张，当然，这针对危险是很有利的。但是，作为一种人格特征或者生活方式，就很不好了。

那么到底生活中的哪些因素会激起人们的愤怒情绪呢？主要因素包括以下几个方面：

●过度疲劳

●饥饿难耐

●满足不了性欲

- 青春期、月经前以及闭经、生孩子等的紧张感
- 对一些上瘾的物质（例如酒精、尼古丁、咖啡因或者其他一些药物）的需求得不到满足时
- 喝酒
- 得病
- 身体疼痛
- 痴呆

有些人难以控制自己上面的这些情绪，为此，他们也常常很烦恼。但还是有那么一些人在遇到这些情况时能够有效地控制自己想要发怒的情绪。

只要我们愿意努力学习抑制自己想要发怒的情绪，我们就一定可以做到。我们需要做的是支配自己的情绪，而不是让它来支配我们。

愤怒源自何处

愤怒是人们的需求没有被及时地满足，从而表现出的一种不高兴的情绪。愤怒主要包括三个部分：一是思考，二是感受，三是行动。愤怒又可以划分成两个阶段：一个是思考，另外一个是感受。这是从心理层面上划分的。思考就是对人和事的重新理解和认识。我们可能会说“说了这么多遍，怎么还是不会整理房间！”“不要信任这些不择手段的人”或者“像那样的人不值得尊重”诸如此类的话，尤其是当

我们生气的时候。可是，往往这样的判断会让别人觉得我们是在进行自我防御。

感受则包括失望、烦躁、怨恨、耻辱等其他情绪。生气的人可能会将想法付诸行动，比如，先说上一大堆话，继而用手指指着你，说："你这个蠢货，把车停到一边去！"又或者说："咱们走着瞧！"之类的话。

当人们对同一个问题有不同的看法时，往往会表现出愤怒的情绪，所以说，愤怒是一种经常被滥用的情绪。我们都曾愤怒过，从本质上来看，它只是一种非常正常的情绪，并不是一个很严重的问题。有时候，我们对生活不满，想要改变它，这往往也是由愤怒引起的。但同时，愤怒也会造成其他的恶性行为。

通常来说，愤怒是对不公平与不公正的一种即时反应，很容易促使人们去行动，而暴力和袭击就是最极端的方式。现在的社会，人们越来越容易发怒，这都源于暴力行为日渐增多。另外，人们总是压抑着自己内心的愤怒，这也是非常有害的，它使我们有了更大的压力，同时又极大地打击了我们的自信心。

在人类进化的初级阶段，我们的祖先借助愤怒和攻击来应对生存危机，而在现代社会，这些自然威胁已经很少有人经历了。可能我们今天要用"个性威胁"来代替"生存威胁"。在一般情况下，让人们感到愤怒并激起人们攻击性的事情有：

●认为别人不能正确地对待自己的意见、信仰、想法和需求。

●与自己有密切关系的事物或者人物受到了很大的威胁，可能无法再继续下去，主要有配偶、工作、生活方式等。

●感到身边有某种不公平的事情存在。

●认为别人敌视自己，怀疑甚至挑衅自己。“他们那样做的目的就是将我排除。”先发制人是保护自己的最好办法，所以愤怒变得理所当然。

愤怒极大地阻碍了我们的个人修养、人际关系、健康以及事业，如果我们不能及时控制自己的情绪，那么有可能会出现以下结果：

●愤怒让我们整天不快乐，这源于愤怒和快乐本身的不兼容性。

●愤怒会影响我们的家庭，扰乱我们的正常生活。

●愤怒会对我们的人际关系造成很大的影响。

●愤怒让我们紧张，进而让我们发怒，从此便进入了一个恶性循环。

●因为愤怒，我们的大脑可能会不受控制，从而会比平时更容易做错事。

在一般情况下，愤怒并不会给我们造成很多麻烦，因为在大多数情况下，我们会及时处理掉我们的负能量。愤怒之所以会变成麻烦是因为我们长期处于这样的负能量之中。这样的负能量会给我们生活的各个方面都造成影响，比如，心情、注意力、社交活动、生活、工作，以及身体健康等。愤怒就像一列已经脱轨不受控制的火车一样，对每个人都有很大的伤害。因为一点点的负能量，我们就会果断地采取一些行动，当大量的难以控制的愤怒积压在我们内心时，我们就会失去理智，犯下难以弥补的错误，紧接着的就是我们的家庭破碎，生活彻底被改变。

攻击自身，还是抱怨环境

在你自己的心中，到底什么是愤怒？你一般都会为什么愤怒？是因为一些什么样的人、什么因素刺激得你发怒？而在通常情况下，你又是如何发泄心里的那些愤怒的呢？

心理学家将愤怒划分为两种：一是内愤怒，二是外愤怒。所谓的内愤怒是指愤怒的目标是我们自己，而不是别人，主要表现为心情沮丧、低沉或者充满压抑的敌意。而外愤怒则指的是愤怒目标是其他的人或者事。

跟其他事物一样，愤怒也有各种程度，有轻微的愤懑，当然也有极度的暴怒。敌对是一系列能激起攻击行为的综合态度，它是包括愤怒在内的一种情感状态。而攻击不同于敌对，攻击的目的在于摧毁目标，重伤或“惩罚”敌方，它是由上述情感而导致的行为。

这些身处愤怒中的人首先要做的，就是直面愤怒，正视它，进而找到愤怒的根源。有些人不愿去思考这些问题，更不需要别人的帮助，在他们看来，愤怒是很有用的，愤怒对他们来说是一种胁迫别人的手段，利用愤怒他们可以达到自己的目的，他们就是所谓的“外愤怒发泄者”。但不管从哪方面来说，我们都应该抨击这种做法。他们知道这种胁迫的手段有用，因此并不认为自己有理由改变自己的行为，相反地，发泄完之后，他们的心情会变得更好，并且那些事会很快在他们的脑海里消失。在他们眼里，所有的问题都是因为别人，所以更谈不上让他们理解别人，也许别人已经被他们深深地伤害了，他们依旧不认为自己有问题，发泄完愤怒，他们能有更好的感觉就行了。

有些人虽然不以愤怒威胁别人，但他们仍然坚持自己那危害性极大的愤怒，却始终意识不到其实完全可以不这样的。在他们看来，自己不需要做任何改变，因为愤怒只是一种方法而已，任何一种新事物对他们而言都可能会有伤害，所以专业的帮助对他们来说根本就没有作用，他们觉得与别人讨论自己的感情问题或者承认自己的错误会使他们处于一种很尴尬的状态。

还有这样一类人，他们将内心的愤怒指向自己，却总是压抑着这种情绪，他们就是“内愤怒发泄者”。这种压抑自己内心愤怒的人终究会变得焦虑、沮丧，甚至自卑和悲痛，他们会经常处于一种压抑的情绪之下，日积月累，最终会突然爆发。人一旦长时间压抑自己的情绪，就会严重影响自己的身心健康。

年轻的时候，我常常因为一些小事发怒，即便我知道许多放松、冥想等的相关知识。曾经有一天，一件小事让我非常恼火，于是我便朝与我气愤的事没有任何一点关系的妻子吼了起来。她看了我一会儿说：“一点点小事就足以让你大吼大叫，简直太可笑了！”继而，我意识到了自己的错误，并且立即将情绪调整了过来。

在我愤怒的时候，我知道自己内心是怎样一种感觉，我能切实地感受到它就像滚烫的液体一下子上升到了瓶口，接着溢出来，烫伤那些靠近我的人。很多年之后，一位病人这样跟我说：“愤怒就像一个暴徒一样在我的身体里横冲直撞。”的确如此，愤怒就像音乐主旋律的不规则跳跃。

我一直采用一种很老旧的方法控制自己内心的愤怒，也许有人会觉得它过于简单，但它的确非常有用。这种老式的方法就是：屏住呼吸，慢慢地从10倒数到1。数完之后我会豁然开朗，会瞬间明白是愤怒掩盖了我的其他情感。

我经常觉得自己非常生气，但事实并不是这样的，因为在我的心里还存在着诸如不安全、恐惧或者其他不满的情绪，我可以很准确地找出被掩盖在愤怒之下的其他情感：嫉妒与骄傲、内疚与不满、恐惧与沮丧等。对于这些情感，我总是能很好地处理它们，于是便不再愤怒。

有序消除心中的愤怒

下面是一张愤怒程度比对表，这张表可以帮助你迅速了解自己的愤怒程度。

愤怒程度比对表

下面有10个叙述，把与你状况相符合的条目标记下来。

●有人说你有必要平静下来。

●有很多让你感到紧张的东西。

●在工作的时候，自己的真实想法经常无法按照内心所想自由地表达出来。

●当心情不好时，你会看电视、读书、看杂志，或者在家里睡觉，把自己和外面的世界隔离起来。

●喝酒的频率不断增加，因为你觉得只有酒精才能让你不再愤怒。

●晚上常常睡不着。

●有许多事你感到无法明白，也不想听人去描述。

●有人试图阻止你，希望你不要高声叫喊或者咒骂。

●你用心深爱着的人却一直说你在有形或者无形当中让他们受到了伤害。

●频繁邀请你的那些朋友开始慢慢变少。

上面的叙述每个是1分，假如你的总分处于0~2分，那么你的愤怒情况属于正常；假如你的总分在3~5分，就证明你有必要了解让你紧张的到底是什么，然后努力让自己放松下来；假如总分在6分或高于6分，则说明你现在已存在愤怒的问题，需要学习控制愤怒的方法。

控制愤怒情绪有各种流行的方法，例如从1数到10，深呼吸3次，避开让你愤怒的情境，把所有行动暂且停止等。不过在很多情况下，对于怒火中烧的人来说，建设性地引导自己的行为会比较困难，因为他们没有精力和动力，这时需要采取一些巧妙的手段，比如前面说过的，屏息凝神倒数数字就是一个很不错而且行之有效的方法。除此之外，还有一个可能会对你更有帮助的方法，我们称之为“S-T-A-R”方法。

●停下（Stop）。当你察觉到自己的愤怒时，就要开始注意类似于下面所述的一些“警报信号”，例如：说话声调较之前是否有提高？脖子是否有绷紧的现象？有没有觉得脸部发烫？手在乱晃、下巴紧绷或者牙关紧咬的现象有没有出现？是否发觉呼吸节奏正在慢慢地变快？有时有种冲动想要跑起来？假如你有上述这些类似的反应，你要尽快通过深呼吸的方法使肌肉由紧张变得放松，此时首先要做的是让自己整个放松下来，同时默念“放松”。照此方法不断重复进行，直到你可以平静下来为止。为了避免在激动时说话或做事，在你未平静下来之前不要采取任何行动。

●考虑（Think）。设想假如你无法控制自己，将会产生怎样的后果呢？几乎没有多少人会想伤害自己的孩子、配偶、同事或者其他没有什么关系的人，不管是在身体上抑或是在情感上。所以，在动用嘴巴和武力之前，先动脑子想想愤怒会带给你或者别人什么恶果。

●自问（Ask）。询问自己，愤怒的原因是什么，是因为某种状态愤怒，还是因为一件什么事，抑或是因为某个人？它的存在是真实的，还是设想的？你打算怎么处理让你愤怒的对象？从某种程度上来说，人们总是在错误的时间和错误的地方对家人发怒。愤怒的真正原因，可能是在公司时老板的一个决定，也可能是致使你迟到的慢吞吞的司机，或者，有时候你本来是在跟自己生气，因为你没有把一件本该处理好的事情处理好。将怒气发泄到孩子或配偶身上往往比发泄给别人更安全，因为朝着子女大喊大叫，指责他们没有按时完成家庭作业，往往比面对自己犯的错更让人感觉轻松。所以，在发火之前，你一定要明白发火的原因是什么，然后采取针对性的方法解决问题。最后还要扪心自问：有没有其他的态度可供选择，是必须要发火吗？

●降低愤怒程度（Reduce anger）。除非冷静下来，否则是无法解决任何问题的，因为你还处在愤怒中。降低愤怒的方法有很多，而且因人而异，比如幽默就是一种非常有效的缓和愤怒和敌意的方式。

此外，要尽力分析出让你愤怒的对象的出处及与之相关联的情感：是进行中的事件使你愤怒，还是深层的愤怒被触发了，即你过去没有解决的情感障碍造成的旧愤怒被激发出来了。现在的事件是否和你的愤怒是一致的，还是现在的愤怒只是原来没有解决的愤怒的影射，你有没有在借题发挥？

大卫·斯皮格尔（David Spiegel）博士在1991年发现，患有早期乳腺癌的妇女如在正常的临床治疗外，每周参加一次"互助小组"，她们的存活时间会比正常的对照组长2倍。这一发现震动了整个医学界，人们不免惊叹："互助小组"竟有如此大的作用。

所谓"互助小组"，其实就是一种病人可以在其中互相学习讨论，以便更好地处理自己的愤怒和恐惧情绪的专门组织。这些妇女常常会因为身患癌症而感到恐惧和愤怒，从而彻底失去相信自己的勇气和动力。有一回，一个妇女骂："男人们都是杂种！"后来，经过与小组成员们一起讨论之后，她意识到自己这样做其实就是希望丈夫在她化疗期间能多来照顾她。她因为领会到了内心的真实想法从而也知道了实际的需求是什么，因此，在坦率提出需求后，她也得到了想从丈夫那里得到的照顾。

有效而合理地利用愤怒的产物（能量和肾上腺素）与他人交涉，并采取行动解决问题，愤怒便会随着问题的解决而消失，就像上面那位妇女一样。消除愤怒的方法各种各样，每个人所钟爱的方法也各不相同，与其整晚躺着想那些让自己愤怒的事情，还不如起床制订一个消除愤怒的计划呢。

拒绝愤怒的“掏空”

在电视上，或者讲习会上，我经常为观众做一个很有趣的表演，并用它来证明：我们的情绪是如何快速影响我们的身体的。在表演的时候，我需要一名看起来很健康强壮的男志愿者和我配合进行，这些人通常是有规律地去健身或者经常练习举重的人。在选好合适的志愿者以后，我会请他在脑海中回想一些关于快乐和爱的感受，或其他积极有意义的事情，并使这些影像在脑海中保持大约30秒钟，同时在脑海中想象：这些积极的能量正在注入他的身体当中。当他完成所有这些之后，我让他举起左臂，与身体成90度，我会竭尽全力地扳回他的左臂。然而因为他本身的力气再加上那些积极思维给他带来的力量，我肯定不能扳回他的胳膊。

接下来我们会再做一次实验，不过这次是用他的另一只胳膊。与之前相反的是，这次是思考一些让他感到愤怒的事情，可以是人或者事，甚至是发生在某个地方的不公平。他需要聚精会神地想这些愤怒大概30秒钟，再设想这些悲哀正在从他的身体穿过。之后，我让他举起右臂与身体成90度。这一次我用和上次一样的力扳他的胳膊，竟然轻而易举地把他的胳膊扳回去了，大多数情况下的结果都是这样的。那些愤怒思想似乎在一秒钟内就把他所有的力量给消耗了，掏空了。这种结果，总是让那些在场的人感到吃惊。事实上，我经常会在我的病人身上看到这种结果。

例如，我曾经有一位叫戈登（Gordon）的长有脑瘤的病人。他越是对自己的疾病和每天治疗中不顺利的事情感到愤怒，他的精力就变得越差，他也因此更加劳累。但是当他以积极的心态放松下来时，他的精力也就随着慢慢地增加了。

一位患者罗伯特（Robert），在得知自己患有多发性硬化症时，突然非常愤怒，而且表现非常明显。他以恶言恶语对待每一个关心他、询问他病情的人，甚至痛斥自己的妻子。他对自己的身体和情感在迅速枯萎的事实感到很无奈，觉得自己活着只是受罪，生命已经毫无意义，因为自己将不能像正常人那样走路了，怒气和绝望充斥在他每天的生活当中。不过，经过一段时间的康复治疗后，他认识到自己可以以不同的态度来对待疾病，要么成为情绪的奴隶，就这样愤怒下去，不快乐，别人的关爱也日益减少；要么坚强地对抗病魔，让自己轻松快乐地度过每一天。

因为渴望活下去，罗伯特最终选择了后一种办法。他不再乱发火，而是努力保持快乐，保持积极的态度，并且对自己的损失进行客观的估算，因为他意识到重新规划生命的重要性。之后无论自己多么脆弱，无论发生什么无法改变的事情，他都勇敢地接受现状，并尽力使自己早日康复。他说："对于无法改变的事情我只能接受。但是，有些事情是可以通过勇气改变的，这些事我完全可以完成。认识到这一点，对我来说是一件很有意义的事情。"

从许多的研究中，我们可以得出这样的结论：长期的愤怒会慢慢耗尽我们的精力，而且还会降低我们的免疫力。像蛇那样对所有闯入它领地的人吐芯子，这并不是表达愤怒的好办法。所以，学会使用负责的态度表达和控制愤怒情绪是很重要的。这也意味着我们老是绷紧嘴巴，不和别人交流是不行的，当然也不能内心波涛汹涌时，还假装很淡定的样子。建设性地表达愤怒情感，可有效地抑制疾病的发展。愤怒，既是激励人前进的情感，又是补给战斗精神的燃油，还是战胜绝望和不可能的力量。

很多人在被诊断出患有某些慢性病或其他严重疾病后，通常会经历这样一段震惊和置疑的过程："这种事为什么会在我身上发生？"继而是愤怒："为什么非得是我！"最后才开始不得不接受这个患病的事实。因为疾病的客观存在性，置疑和震惊会因此而逐渐消退。但这种愤怒并不会消失，而是会保留下来，会像波浪一样前赴后继地涌现，但此时已没有初起时那么强烈。

我有许多年轻病人，他们在得知自己患有重病时也不过刚30岁。他们的治疗经常因为要照顾自己年幼的孩子而受到影响，于是他们不得不常常在中途停止治疗，然后匆忙赶回家去。有时他们会埋怨治疗方式的不完美和寥寥无几的选择，因为药物没有起到预想的作用，有时甚至一点效果也没有。实际上他们也不想这样的情况发生，但是有时候事情的发展不在你的可控范围内，控制它们是不可能的。不过，你可以做到一点，就是怎样去选择利用并引导愤怒。

愤怒反应对患病的人是一种正常现象，它忽高忽低，起伏不定，不易察觉，有时候又表现得异常明显。愤怒情绪的表面化最有可能发生在疾病恶化的时候。就拿我的病人来说，他们碰到情感受挫的事的情况犹如家常便饭——洗澡，乘车，穿衣服，甚至与人交流。愤怒症状会伴随着遇到的挫折的数量的增多而恶化。除此之外，还有类似于身体机能的丧失以及由此带来的悲伤愤怒。身体机能丧失，当然不能按生病前的方法做事了，自己除了前景暗淡的哀伤，已经不再拥有健康，不能再独立自主，当这些浮现在脑海时，自然而然会引起愤怒。

大部分慢性病的不确定感也是产生愤怒的一个因素，因为人们无法预知疾病的发生时间，也不知道新药是否能轮上你试用，而且病情也会因此恶化。不确定感往往在间接点燃你心中的怒火，因为它会引起你心中的恐惧和无助感。

很多时候，我们总想努力控制自己的愤怒情绪。但是，隐藏愤怒，或者对其置之不理，并不是最佳选择。事实上，从某种程度来说，愤怒对我们是有好处的，因为这会让患了重病的人努力调动自己的能量和精力来抵抗病魔。所以，适当的挫折感或是愤怒有时候会成为我们前进的动力。

怎么区别哪些愤怒有益，哪些愤怒有害呢？可以按照这种方法：能够让你鼓起勇气反抗那些讨厌的事、帮助你做出决断的愤怒，都是有益的；但是，如果总是发怒，不管是对谁，即便是尽力帮你的人，那它就是有害的。全盘否认愤怒情感是不正确的，因为它是我们情感生活的组成部分，我们需要适当地表达它。但是，还是那句话，愤怒的危害会因为你“卡”在这种情感里（这经常发生）而表现出来，这时它就把你控制住了。所以你很有必要明白这种愤怒是不是对你有益。对于这一点，一些精神治疗专家给出了这样的建议：用你的愤怒，把自己变回生病前的那种状态中！

打个比方说，与现在的你相比，假如过去的你有着很强的人际交往能力，你便会担心自己的餐桌礼仪是否受到了疾病的影响，心情也会因此而变得低落，但你也完全有“生气”的可能性，并决心“找回从前那样的社交水平”，最后你真的成功了。

我有一名患有帕金森病的病人，名叫伊丽莎白，她因为受到热衷于政治和为慈善机构捐款的丈夫的影响，也积极参与各种社会活动。她曾经说，就算不吃饭，也要做自己喜欢的事，做有意义的事！因为她依然把自己视为一个社会人。让她如此拼命的正是对疾病的愤怒和随之而来的动力！

活在当下

愤怒就像一剂毒药，但是“活在当下”的概念是这种毒药的解药。只有不对过去耿耿于怀，不对不确定的未来烦恼，才能控制好自己的情绪。

带着仁慈、感恩、耐性和感性的生活态度活在当下，永远不要为疾病导致的损失苦恼或愤怒，要欣赏自己能用如此有创造性的方式生活。当你感受到威胁、害怕或受到挫折时，感到愤怒是一种正常的现象。我们需要对愤怒进行了解并积极利用愤怒的力量来帮助自己改变和成长，你愈加了解愤怒，你也就越能利用好它来进行自我康复。

与愤怒面对面“交流”

下面是一个可以帮助病人积极控制和表达愤怒的练习，它可以使病人避免采用咒骂、“破坏性地爆发”等方式来发泄。这是我在讲习会上常教给病人的方法。

我让他们想象，一个人从十恶不赦变得友善，在意念中幻想有一个巨大的火球慢慢萎缩。在这种情况下，他们往往会有这样的感觉：那一瞬间，他们能够“手牵着”愤怒，也就是说愤怒完全在他们的控制和引导下。除此之外，把愤怒想象成变身为卡通里的角色会让他们觉得愤怒情绪已经不再像之前那样严重了。

在开始练习时，愤怒会越来越小，越来越友善，只要你用手领着它，它便不会以某种巨大的异常恐怖的影像出现，而且这种变化会一直持续下去。学会正确地驾驭与剖析愤怒后，你就可以在愤怒出现前运用这些技能来纠正不公平，调整不平衡，交流、改变、避免愤怒，或者尽量把愤怒减轻。

这个练习与之前章节的引导性想象训练很相似，你可以选择自己读，也可以请人帮你读：

坐在一张舒服的椅子上面，想象着你正漫步在一片美丽的大草原上，草原上到处是生机勃勃的青草和野花，风景秀丽宜人。你可以悠闲地站在草原上欣赏美景。之后，你走向草原的边缘，那是一片看不到边际的大森林，有各种各样的高大林木，有橡树、山毛榉和松树等。一条细长的小路从外面慢慢地向森林的深处延伸，你慢慢地沿着这条小路向森林里走去。

后来，你孩子似的走到一处洞穴前面并认真地观察这个洞，想看里面住着什么东西。当你看着愤怒慢慢地从洞里钻出来时，你感到非常惊讶，你沉着地在旁边看着它。此时，你可以任意幻想它的样子：人、动物、神话中的角色、火球，或者其他的东西，只要你觉得合适，随你想象。

你慢慢地靠近它并用手牵着它，一起走出这片茂密的森林，回到你刚刚走过的大草原。此时此刻的草原如开始时那般平和、宁静、美丽。你和愤怒肩并肩坐下来并开始坦诚地交谈，不管它对你说什么，你都要乐意听。或许，孩童时代的你曾经受到过愤怒的保护，它让你免受各种伤害、侮辱或者虐待。此时，你要谢谢愤怒对你的这种保护特性，感谢它始终在这方面保护你。

同愤怒讨论它为你做过的一切事情，对于它过去对你的帮助要予以承认，但此时你还有其他同样可以保护你的情感和应对方式。你应该有许多的策略，例如控制、自信、交流等，因为你已经是一个成年人了，解决的办法不应该只有愤怒。和愤怒一起探讨什么事它可以为你做，什么事它不能去做。

最后你和愤怒讨论完了，你送它到森林边上，并和它告别。之后你转身回到草原，过一会儿你回头看，看看愤怒是还在那里还是已经返回到洞穴中了。如果你还能看到愤怒，就一直继续向前走，穿过整个草原，直到再也看不见它为止。

Chapter 6

摆脱自责的伤害

自责乃产生悲伤情绪的根源所在，是手执皮鞭与螫针无时无刻不跟在我们身后的复仇恶魔。

——尼古拉斯 · 罗（Nicholas Rowe）

染上疾病并非“犯错误”

自责，大概是在我的患者里最为常见的情绪之一，特别是在肺癌患者中。经过我的治疗的患者中有两位肺癌患者正是如此，一位名为卡罗尔（Carol），另一位是芭芭拉（Barbara）。这两位患者的心态相似：当他们看到诊断结果的一刹那，他们就立刻陷入了深深的自责中。

差不多所有的肺癌患者，均会产生一种在别的类型的癌症病人身上并不普遍的苦恼情绪——内疚。他们不由自主地陷入自责与内疚之中，而这种内疚，在很大程度上是因为他们抽烟这件事（这是由于抽烟导致肺癌的可能性要远远高于引发其他类型的癌症）。自从证实了抽烟对健康有害之后，不论是政府还是医疗机构，甚至是民间机构均在强烈呼吁反对吸烟。令人遗憾的是，人们对抽烟此种行为的否定，总是会延伸为对烟民或是曾经有过抽烟经历的人的否定。我们要清楚，抽烟的确对人的身体有害，不过烟民与曾经有过抽烟经历的人并非坏人。

肺癌病人那种内疚不休、后悔不迭的心态，对疾病的痊愈具有非常大的破坏性。这是由于患者们总是好不容易才可以将心态调整过来，面对现实，但自责的心态又会迅速地将这种努力的结果破坏掉。长时间的自责会使患者患上严重的抑郁症，从而影响临床治疗效果。

牛津大学研究机构于2004年在《英国医学杂志》上发表了一份研究报告。工作人员将45位患有肺癌的患者作为研究对象，对他们的病情以及生活情况进行了详细的了解。最后得出结论，不管他们是否抽烟（有一些人从未有过抽烟的经历），患者们均会被指责的感觉（这是由于英国总体的“反吸烟”氛围），导致他们觉得患上肺癌是自己的责任。自责感令大量的肺癌患者对自己的病采取了保密态度，他们不愿把自己的病情如实地告诉医生、家人与朋友。

除此之外，部分患有皮肤癌，或者说患有众所周知的黑色素瘤的患者，他们也会产生强烈的自责情绪。他们非常后悔自己在没有使用高效的防晒油的情况下便肆无忌惮地在太阳下暴晒了那么长的时间，更痛恨自己忽视了日光浴危险的警告。

接受我的治疗的患者里有一个小孩，他的爸爸妈妈还十分年轻。孩子是由于遗传混乱导致患病的，当这对父母知道自己孩子的病竟然是因为他们各自的遗传基因引发，他们立刻陷入了深深的自责之中。大部分家长对此类罕见的基因类疾病都相当陌生，均是在阅读了大量的相关文章，并通过与专业医生进行交流之后才清楚的。他们对我说：“尽管从理性上我们清楚，自己无法控制这一切，不过我们始终认为，我们应当是可以预防孩子患病的。作为家长，我们觉得自己并未尽到本来应尽的义务，我们本来应当可以控制的，我们对此真的十分自责。”

作为家长，我们总是对自己过于严苛，我们一定要学会宽宥自己，明白自己并非是完美而且能够掌控一切的人。对家长而言，对孩子患病或者死亡产生自责感，是非常自然、非常普遍的，想要摆脱此种感觉，首先要敢于面对它，敢于承认它的存在，接着再借助一系列措施来摆脱它。自责感为人带来的精神压力是不容忽视的，它会严重影响并阻碍疾病的痊愈。

过去我有一个患者，别人告诉他，身体、情感与精神三者之间具有十分紧密的联系，所以只要虔诚地想象（譬如说想象自己身体中的白细胞抵抗癌细胞的过程），那么癌症便可以治愈。这个认知为他带来了一种新的负担：当他的病情并未如想象般好转时，他就开始自责、内疚，觉得这绝对是由于自己并未虔诚“祈祷”，或是没有足够地借助“意志的力量”所导致的。这真是荒谬至极，这一定是一种错误的观念。

疾病是由多种因素引发的，其中包括遗传因素、生物因素、环境因素、行为因素以及心理因素，也有可能是上述因素综合导致的。哪怕是最乐观、适应性最强、精神最健康的人也有可能成为严重疾病的受害者。正如我们在本书里所说的那样，尽管有大量的数据支持“乐观的心态对健康有益”的论点，而且实际上，积极的态度也确确实实可以减少发病率，不过在生物学意义上，“人会生病”这一点，仍旧是不能改变的自然规律。

此类产生自责感的患者，本身便陷于深深的内疚之中无法自拔，因此，当我试图帮助他们摆脱这种情绪的时候，必定会用一种非常小心的，而且极为平和的方式来进行。倘若我对他们的自责感有所回应，或是与他们分享我自己在这方面的经历的话，他们的情绪便会迅速好转。产生自责感的患者，总是会去寻找可以原谅自己的理由，实际上，他们最需要的是鼓励。医生要鼓励他们走出过去的阴影，要鼓励他们放眼未来，要知道，让他们生存下去的办法有很多。

自责，真的是一种高尚品质吗？

很少有一个词语会如“自责”一般，被普遍地误读，人们总是将它理解成高风亮节。但是，事实并非如此，自责是最大的心态摧毁者，它可以通过之前发生的某些事情将你束缚，令你产生无法动弹的感觉。换句话说，它令你始终无法忘记曾经，令你一直为了曾经的事情痛苦不已。我们当然要具备是非观念，倘若不小心伤害了其他人，我们都会感到懊悔。我们所处的世界，并非绝对安全。当是非观对你说“你做错了某些事情”的时候，你必须要勇敢地面对它，更正自己的错误，并自错误里吸取经验教训。不过不可以始终带着自责感停留在曾经发生的事情上，这样不仅仅会令你日益消沉，最终你还会一事无成。

你的选择只有两个：被自责控制，日复一日地沉沦在痛苦与内疚之中，或者努力将自责驱逐出你的生活。倘若你到网上的大型书店里搜索“自责”这个词语，你可以搜出500多个相关的书名！这足以表明有大量的人在因为自责而饱受折磨。事实上，你完全可以不带着自责情绪地去烹调食品，去品尝美味，去享受巧克力与油炸食品，做一个不自责的工作型家长、单身家长或是高尔夫球手。那么如何才可以不自责呢？我们要清楚，希望战胜自责，摆脱自责感，首先要做的就是认识自责，理解自责。第一步，我们先来了解一下自责的概念。

韦式字典里“自责”的概念是：

- 为恶劣的行为与遗憾的事情承担责任的事实行为。
- 一种为曾经做过的错事而承担责任的情感。

自责，是对一种认识到的“恶行”不肯宽宥自己的情感、行为。而所谓了解到的恶行，指的是你觉得自己做了错事，这或许会为你或者他人带来负面的影响，或许不会；倘若别人涉足其中，他们或许会因为这桩恶行生气发怒或是受到伤害，或许不会。了解到的恶行可能是一个行为，也可能不是行为，而仅仅是一个观念或者感觉罢了。倘若恶行是一个行为的话，那么你便可能将它视为一种过失，你会因为这种过失而觉得自责，无法宽宥自己，无法忘却它而持续内疚。倘若一个人由于曾经做过的错事而一直无法宽宥自己的话，那么要摆脱心里的自责可能非常困难。

我们每个人都产生过自责的感觉，不过某些人并不只是“有过”这种感觉，而是经常有，一直有。此种类型的人倘若做了错事，他们会始终无法忘却，并且只要一想到它心情便会非常糟糕。

实际上，自责分为两种类型。对自责的行为觉得羞耻、卑鄙或是尴尬，并且要为此种行为承担责任，此类自责是“真自责”，或是适合的自责。然而人们偶尔会对部分并不需要自己承担责任的事件也觉得自责，这即为“假自责”。此类自责同样具有相当大的伤害性，要知道，对部分你无法控制的事情自责是没有任何意义的。

羞耻是一种同自责紧密相关的情感，不过关键是两者的理解有一定的差异。依照韦式字典的解释，“羞耻”的概念是：“一种因为自责、缺点、无礼的意识导致的痛苦情感。”举个例子，我们因为我们所做的事情感到自责，因为我们是这样的人觉得羞耻。

“享乐”和自责的矛盾

我们都清楚，想要更好地缓解日常生活里的压力，我们应当花费更多的时间来做我们希望做的事情，以令自己心情愉悦，精神放松，从而可以享受身体健康带来的益处。的确，我在本书的多处章节里也提倡这一观点。但是，最近的一项研究报告表明，在英国，有超过40%的人，倘若他们对自己所做的事情不觉得自责的话，那么他们便可以更多地享受到每天生活的乐趣。也就是说，只要不自责，即使不专门放松，也能照常享受健康。

科学家们觉得，欢乐可以缓解我们的压力，增强我们的免疫力，而自责则会大大降低我们的欢乐感以及生活水平，会不知不觉地破坏我们的精神与身体健康。英国的ARISE（欢乐科学研究协会）是英国首个研究愉悦与自责之间关系的机构，他们曾经在8个国家里针对13种“日常放松的形式”对人们的自责感进行测试。这13种“日常放松的形式”指的是：一杯红酒、一根香烟、一块巧克力、一杯茶或者一杯咖啡、欣赏电视节目、享受性爱过程等。调查结果表明：

●在“国际放松联盟”里，英国人的放松感位居第二。然而，当他们在实施“放松行为”之后觉得自责的时候，这个数值便下降至平均水平上了。一名工作人员认为，英国人的矛盾态度对他们的身体健康是十分有害的。

●荷兰人对放松的态度最为豁达，他们对自己的欣赏超过了其他所有国家的人，他们不会因为做了放松的事而陷入深深的自责之中。

●德国人的放松感在“国际放松联盟”里位居倒数第一。当放任自己实施“日常放松”行为的时候，他们会觉得此类放松是过于奢侈或是不应当的，他们会觉得十分自责。此种内疚的程度是欧洲各国人里最强烈的。

欢乐科学研究协会的创始人是大卫·沃伯顿（David Warburton），他的另一个身份为里丁大学的精神病理学系主任。他觉得：自责感对个人行为发挥着非常重要的社会督查作用，譬如说可以预防犯罪等。然而，在生活方式里出现的自责感就不应当了，这是具有负面影响的。人在十分自责的状态下，注意力可能降低，从而健忘，变得更易犯错。他提醒说：长时间的自责会令人的紧张感与沮丧感增加，如果紧张与悲伤的时间过久，那么人的身心便会失去平衡，令人更加容易患上传染性疾病、溃疡、心脏病，甚至可能导致智力受损。

他发现，一些非常普通的娱乐活动，却总是会令人们产生大量的自责感，这大概反映出了人们对待娱乐活动的态度是不正确的，譬如说现在那些影响着英国人看待他们开朗的态度。开朗，总是会传递给人们一些自相矛盾的信息。以享用美味的巧克力为例，人们一方面觉得巧克力能够快速地补充能量，凝聚精力，但另一方面又觉得巧克力非常容易引起肥胖。ARISE曾经进行了一项非常有意思的调查，调查发现，一半以上的人（51%）对官方频繁地对他们说“怎样是正确的，怎样是错误的”觉得厌烦。

相反地，仅有少数人对享受性爱活动与欣赏音乐觉得自责，这两类活动给人的放松程度均是非常高的。只有大概三分之一的人，对进行作为生活组成部分的娱乐活动觉得自责。

调查研究证实，人们在对自己的经济状况进行综合考虑之后，会慎重而理智地选择娱乐活动，以使自己的生活水平有较大提高，因此在一般情况下，不会出现过度奢侈的放松问题。一杯香茗或是一杯咖啡，一杯红酒或是一杯啤酒，或是一块香浓的巧克力等，此类令人喜爱的小乐趣，均可令你的压力减轻，并且有助于你放松精神。倘若你对上述此类本应当是令你感觉放松的娱乐活动觉得自责的话，那么你所做出的选择便会逐渐扭曲，要么是牺牲你的享受，要么是陷入持续的自责当中。娱乐活动可以减轻人的压力，并且可以增强免疫系统的功能，但是自责却会于无形之中将娱乐活动所带来的积极、正向的益处破坏殆尽。这一结果得到了无数研究的证明。

世界著名小说《美妙的新世界》的作者夏尔德斯·赫胥黎（Aldous Huxley）曾经警告过我们，当人类对于享乐的无尽欲望被当作一种控制方法的时候，那么真正的娱乐也就不复存在了。现在，赫胥黎所描绘的那种恐怖的噩梦正逐渐成为事实。

如今，我们所培养成的生活习惯与我们认为自己“应当拥有”的生活习惯之间的差距相当明显。理想之中的生活习惯更为谨慎小心，选择面也更为狭窄，也更加适宜我们，并且能够长时间坚持下去。倘若可以习惯多食用“健康”食品，少食用一些“非健康”食品的话，与自己曾经习惯的生活方式相比较而言，自然更加迷人、更加可取。但是，大部分人由于希望拥有内心里所希望的“理想的生活习惯”而产生了相当大的压力，并导致他们内心自责，这是因为大部分人均不可以彻底实现自己所期望的理想的生活习惯。但是社会一直鼓励我们改变固有的生活习惯，因此这类情况变得更加糟糕。上述原因无疑进一步拉大了固有的生活习惯与理想的生活习惯之间的差距。食用甜食、食用脂肪多的食物、食用巧克力、不运动，以及抽烟等习惯，均成为令人们觉得自责的“现实的”生活习惯。

我们清楚，长时间自责最终可以引发精神混乱，从而引发抑郁症。实际上，自责的程度已经被当成抑郁症的指标加以使用了，“过分而失当的自责”即为临床诊疗中判断抑郁症的9种标志之一。长时间无法解决的自责，持续提醒你关于导致自责感的原始事件，那么你便会深陷内疚的痛苦里不可自拔，时间一长，就会导致精神抑郁。

抑郁症导致的身心失调使人非常痛苦，主要表现为一种自我惩戒与折磨。除此之外，抑郁症或许还会引发一种十分奇怪的病——易饿症。此类疾病以狂吃狂饮为主要特征，借助胡吃海塞或者挨饿，或是进行强迫性训练以使自责感减轻，借助暴饮暴食振奋自己的精神。此类做法只能让自己陷入恶性循环的怪圈中：抑郁—暴饮暴食—自责—呕吐—自我厌恶—抑郁—暴饮暴食。

摆脱自责感的束缚

人们偶尔会借助我们的自责来控制我们，令我们按照他们的想法做事情。所以，培养一种自我认知感十分重要，如此一来，你才可以在那些人面前实现对行为的自我控制，迅速对自己的所作所为做出判断，你知道自己仅仅是由于自责才会有如此的行为，还是真挚诚恳地希望为他们提供帮助。当你认为某些人或许在利用你的自责以实现他们的目的的时候，你就要仔细思考一下他们的要求是不是合理的。倘若不合理，那么便立即回绝他们，对他们说这是有失偏颇的，借助一种坦率的方法来表达自己的感受。

倘若你觉得不适当，不过是由于你的自责感，如果依照他们的要求那么做了，那么你的内心里便会慢慢地滋生憎恨，这对你的身体造成的损害会更大，严重影响你的身体健康。倘若有人利用你，你又无法摆脱控制，或是你认为自己陷进某种无以言表但是又无法驱散的自责里时，应当寻求专业的帮助，心理治疗师或是康复医生可以帮助你摆脱这些困境。此外，下面的建议也可以帮助你正确地应对自责：

●切莫让别人的价值观影响你自己的生活习惯。以自己为最终目标，清楚自己所重视的，想要的是怎样的生活习惯，那么便依照自己的想法来行动。

●不要期望自己在任何时候给人的印象都是高兴、明智、淡然的，有时候愤怒与激动是非常正常的事情，对负面情感自责只会徒劳无功。

●宽宥自己所犯下的错误，并且自错误里吸取经验教训，争取日后不再犯相同类型的错误便可以了。

●对自己的才艺与成就加以欣赏，而非执着于自己的短处。

自责对健康的影响

长时间的自责，会令人体中的压力激素分泌过盛，导致传染病、心血管疾病与肠胃疾病，甚至可以引发智力损伤。当人们的压力非常大的时候，皮质醇、肾上腺素、降肾上腺素等压力激素便会积极分泌，这对于保护人们身体的健康是不可或缺的，不过倘若长时间不断地分泌此类激素，便会产生负面影响（譬如说导致传染病、溃疡与心脏病等）。比如皮质醇，此类压力激素已经被证明可以导致智力损伤，因为它的过度分泌会慢慢地阻碍大脑里海马趾功能的发挥，海马趾即人脑中处理记忆等认知功能的一个区域，对人的智力发育十分重要。在患有库欣综合征的患者里，已经发现了丧失海马趾功能的病例。库欣综合征的特征即皮质醇分泌过盛，该种病的症状主要表现为精神抑郁、脱发，还可能导致糖尿病，并促进胡须生长，哪怕是女人也是这样。

赫尔大学的工作人员进行过一项实验，他们邀请本校学生将自己平日里最喜欢的活动列出来，接着让他们在此类活动为他们带来的放松感与自责感上自1至10打分，与此同时检测他们唾液样本里的S-Iga（分泌型免疫球蛋白）。最后观察发现，那些免疫球蛋白A水平低的人一般即为在自责感上打分较高的人。

加利福尼亚大学在2004年开展的一项科学研究证实，羞耻与自责会对人的免疫系统功能造成影响，并且会在人体中导致炎症的发生。工作人员在一个礼拜的时间里开展了3次实验，而这3次实验的测试对象是随机分配的，他们要做的是将一个伤害他人并且日后对此始终心生内疚的经历，或是在某一事件里保持中立的态度因而内疚的经历写下来。结果表明，那些在事件里羞耻感与自责感最为强烈的实验者体内导致炎症的细胞分裂活动最多，而此类细胞的分裂活动会对他们的免疫力造成损害。

作为一名康复医生，我察觉那些被艾滋病病毒感染的患者总是有着巨大的自责感和羞耻感。1980年，因为我始终在帮助艾滋病患者康复，所以我遭到了某些人的口诛笔伐。他们觉得，我不应当去帮助艾滋病人与艾滋病毒感染者。再有就是部分小报上登载了“同性恋瘟疫”的报道，而且以说教者的口吻，将此类疾病视为“上帝对人类堕落混乱的生活习惯的处罚”。我们在现在看来，这种存在于普通群众之中的对艾滋病与艾滋病毒的敌对和恐惧，仅仅是一种记忆罢了，不过在1980年，它却是与病毒本身一样导致轰动的事情。如今，仍旧有大量的艾滋病患者觉得羞耻与自责，外界给他们制造了巨大的压力，甚至让他们觉得自己感染艾滋病毒的原因，绝对是自己“做了错事”或是“做了不道德的事”。

一位艾滋病毒感染者私下里对我说：“人们总是站在高高的讲台上当众批评你，但一到台下便始终躲得你远远的，他们不希望知道你的任何事情，不想为你提供帮助，不愿伸出手来拉你一把。”艾滋病导致的耻辱，几乎令他丧失了与之抗争的希望，差一点便要结束自己的生命。但是，在妻子的鼓励下，这位男士打消了上吊自杀的念头。在深思熟虑之后，他不复之前的惊慌、害怕与自责，逐渐相信自己的康复力量，开始重新规划自己的生活。后来他告诉我：“心境的安宁对于阻止疾病的继续恶化是最为关键的，我觉得存活下去的机会仍然非常大，我也没有任何活不下去的理由。如今的我并无半点压力，十分镇定，任何事情都不会令我忧心忡忡。”现在，这位男士感染上艾滋病毒的时间已达25年之久，但是疾病并未出现丝毫恶化的迹象，他依旧定期到我的医院接受治疗。

化解自责的部分建议

在神话里有大量关于自责的故事，不过最为常见的当属两种：一种是说，自责有益，帮助人们洗心革面，吸取经验教训，从而获得成长；另一种则是说，人们完全被自责的心情所击败。实际上，无休止地悔恨曾经，是徒劳无功的事情，只有对曾经的行为加以思考，并且从中吸取经验教训，才最具教育意义。过度的自责，是树立自信与发展自我的劲敌。

那么，摆脱自责情绪的灵丹妙药是什么呢？除了那种对你而言并无丝毫益处的自责之外，对于引发你思考的自责你还可以做些什么呢？当我向我的患者提出类似的问题时，他们给我提供了大量很好的建议，总结如下：

1.适当的自责是有益的。某些心理治疗方法，可以为患者营造一种“良好的感觉”，不过倘若你一直借助此类感觉来摆脱自责感，也许会令你再次犯下相同的错误，尤其是在处理同他人之间的矛盾时。我曾经为一名酗酒的患者治疗，他觉得：没有摆脱酗酒导致的自责感的必要！这是由于酗酒之人一定要接受教训从而改变恶习，他们必须要明白自己的行为所应当付出的代价。怪不得有人说，心理医生要做的就是“令折磨变成一种舒适的感觉，而令舒适成为一种折磨”！

2.检查自发性自责的原因。如此，能够令你避免陷入自己所创造的、始终重复的自责状态里。

3.向你曾经伤害过的人道歉。尽管“我错了”与“对不起”在英文里是最短的两个句子，不过仍旧有很多人难以启齿。当你勇敢地说出这两句话的时候，不论是说的人还是听的人均会获得相当大的益处。

4.宽宥自己。这并非如你想象中那般困难。经过几次练习之后你便可以察觉出，宽宥是你可以给予自己的一件最好的礼物。

缅怀曾经不如创造未来

布鲁斯（Bruce）也是一名感染艾滋病毒的患者。在被检测出HIV呈现阳性之后，他同样陷入了深深的自责感之中，不过他最终选择了宽宥自己，令自己从极度的自责里获得了解脱。

我觉得漫无边际的自责感要将我彻底淹没了，我曾经的行为、曾经的错误，无时无刻不在痛苦地折磨我，我真的没有勇气继续活下去了。“错误”这两个字听起来似乎是那样无辜，但是它的魔力却大得吓人，令我不得不屈从于它的淫威之下。

也许我是在借助自责感逃避现实，借此来保护我自己远离现实的伤害，或者是在利用自责来逃避承担责任。我始终在悔恨曾经，我觉得自己好像被压在过去的错误与它们所导致的自责阴影下无法动弹。不过接受了积极的康复治疗之后，如今的我已经清楚地知道如何运用宽宥的伟大力量来帮助自己解脱。这是何其悲哀呀，我竟然被自责压制了这么长的时间，甚至不知道自己手里还握着“宽宥”这枚钥匙。

倘若不宽宥你自己，你便会持续地思考那些失去的东西，这会令你痛苦万分。你要清楚，与其耗费大量的精力去缅怀曾经，倒不如投入全部精力去创造自己的未来。你只有摆脱曾经，才可以集中精力创造自己的未来。宽宥自己吧！曾经是无法改变的，持续的自责对事态的发展并无任何益处，它只会彻底将你的人生榨干。而宽宥，则是你可以给予自己的一件最为贵重的礼物！

我们每个人都要清楚，犯错误是人生重要的组成部分之一，任何人都会犯错误。失败乃成功之母，当你思考导致自己自责的事件时，你可以从中吸取怎样的教训？倘若你觉得好像没有学到任何东西，那么再仔细思考一番，你可以从中学到哪些道理。人非圣贤，孰能无过，可以自错误里学到经验教训便足够了。更有甚者，你完全能够将此次的犯错误，视为自己为下一次一飞冲天所做的必要准备！

你始终不宽宥自己，是你想自己做一个完美之人吧？金无足赤，人无完人，这个世界上根本不存在完美的人啊！倘若别人犯了类似的错误，你会对他们说些什么呢？你也会令他们如同你一般自责吗？

大概在短时间之内摆脱自责的情绪对你而言相当有难度，不过只要坚持宽宥自己，那么你便绝对可以摆脱自责。想象一下摆脱自责之后的生活，想象一下倘若你不对自己的错误耿耿于怀，那么你的生活将会变成什么样子。学习放手！学习接受！学习宽宥！

学习“宽宥的冥想”

倘若你由于愤怒与仇恨而感到精疲力竭，尤其是当你所憎恨的人正是你自己的话，那么，你应当想办法释放此类沉重的愤怒与自责了。要知道，你不可以一直沉浸在自责的旋涡里，还有更为重要的事情等待你去做！

下面的这个练习能够帮助你摆脱自责感，你能够采用不同的方式，既可只将它视为一篇你喜欢的文章来阅读，以学习为目的，观察如何将它运用到你的实际生活里，也可借助它更深入地回到曾经，从而实现宽宥自己的目的。当你读到省略号处时，就暂停下来，以你觉得最舒适的方式来体验那一刻的感觉。最好的办法是先大声朗读，并且将声音录下来（或是让朋友帮你阅读，也可以购买CD），接着听着录音练习。在听录音带的时候，要将眼睛闭上，以你觉得最为舒适的方式随着录音练习。

第一步，尽可能地令自己的姿势舒适……放松，要觉得自己的身体被牢固地支撑着（你可以彻底放松地躺在椅子上或者床上），慢慢闭上双眼。将全部的注意力转移到呼吸上来，缓慢地呼气，你觉得空气缓缓地离开了你的身体……再缓缓地吸气，你觉得空气正在缓缓地进入你的身体……每一次呼吸过后，你都觉得越来越放松，越来越舒适……要保持一种放松而且十分清醒的感觉，将所有的私心杂念完全祛除，觉得自己似乎正处于一个存在任何可能的地方。

如今，在这个通往任何可能的地方，请你回忆你过去做过的某些事情，回忆每当你回忆起来便会觉得十分窘迫的某些错事……感受一下心里所承受的这种痛苦与自责。你要回到当初，回到你希望你自己并未做错事的时候……

回想一下你当初做错事的模样，令这个形象站或者坐在你对面，尽可能详细地回忆一下你当时的形象，甚至你所穿的衣服……

仔细看看这个过去的你，回想一下你当初的目标、梦想以及期望……你当初的经验与学识……当时的你，对生活懂得多少，还有多少仍旧需要进一步学习……

当你犯错时，你希望自己今后的生活变成一团乱麻吗？你希望去伤害他人吗？倘若你当初清楚事情的结果会是如此，你还会继续错下去吗？回答是“不”。倘若那件事发生在现在，那么你又会怎样选择呢？你绝对会竭尽全力做到最好。我们始终在不断地成长，哪怕在未来，我们要学习的东西也仍旧有很多。所有人做决定都是基于他当时的经验与学识来做的，没有人会故意做错误的选择。

遗憾的是，当你回忆起这个过去的自己的时候，你就会批评“他”当初为何没有进行正确的选择，一切由于错事导致的悔恨，伴随着自责大量朝你涌来，直至你再也无法承受。不过幸运的是，你如今能够卸下那些沉重的自责了，这是由于你清楚了当年那个年轻的你不可能与如今的你比较，你不可以要求当时的你拥有的学识与经验与现在的你一样多。

现在，再一次将注意力凝聚到你曾经的形象上。下面我会为你阅读一段话，第一遍我会快速而流利地朗读，接着再重新为你朗读一遍，为你留出充足的时间来跟读，你可以大声地朗读，或者在心里默念。你可以完全跟着我读，也可以选择那些你想要读的部分来读。倘若你打算加一部分自己的话语进去，来令这个练习更加适合你自己的特殊情况的话，那么我也可以为你留出时间。

下面是你要对“曾经的你”说的话：

当我回忆你过去做过的某些事情的时候，要接受你就变得相当困难，不过最终我仍旧理解了你。我始终在期望你做一些你无法进行的选择，期望你做一些你无法做到的事情，这种期望使我对你过于吹毛求疵，当初的你，怎么会像现在的我一样成熟呢！我打算将那些加之于你身上的过分的要求尽数去掉，不再强迫你做当初的你无法成为的人，如今我终于接受了你的存在，我爱你，你绝对值得。

现在我要重复这段话，你要以你认为最为舒适的方式跟着我读。再说一次，如果你愿意，你能够改变其中的任何语句。看着那个过去的你，说：

当我回忆你过去做过的某些事情的时候，要接受你就变得相当困难，不过最终我仍旧理解了你。我始终在期望你做一些你无法进行的选择，期望你做一些你无法做到的事情，这种期望使我对你过于吹毛求疵，当初的你，怎么会像现在的我一样成熟呢！我打算将那些加之于你身上的过分的要求尽数去掉，不再强迫你做当初的你无法成为的人，如今我终于接受了你的存在，我爱你……

此时此刻，你可以感受到爱正涌入那个更为年轻的你的身上，涌入那个在犯错误的时候已经竭尽全力的人身上。你自己既是宽宥的给予者，也是宽宥的接受者。让爱浸润你身体的每一处……由于宽宥，你摆脱了压力。

现在，请你想象一个可以代表你宽宥意愿的标志物，它或许是有形的，一个你可以感受到的实际事体，或许是无形的，譬如凉爽的海风、美丽的日出等一切适合代表宽宥的事物……将这个标志物作为礼物送给自己，你开始学会重新对待自己……

直至现在，感受一下你是不是已经改变了对自己的态度，是不是已经可以爱与接受自己，这个自己包括如今的你与曾经的你，甚至曾经的你更为优秀……

现在，带着沉甸甸的收获，渐渐地将注意力转回到房间里来……进行深呼吸……伸展双臂与双腿……慢慢睁开双眼。欣赏你所学到的事物，接纳一个全新的自我。

Chapter 7

引导性幻想

我们是自己幻想出来的人，我们的真实存在，是通过我们的幻想而形成的……对于我们而言，最大的悲哀莫过于无法继续幻想。

——美国原住民文学家：N · 斯科特 · 莫马迪
（N.Scott Momaday）

幻想的巨大"魔力"

在我职业生涯的前期，我便开始使用"引导性幻想"对患者进行治疗，对此，我喜欢将它称为"心灵图像"。

在我还是儿童的时候，我就非常喜欢想象，我总是久久沉迷于他人无法抵达的心灵世界中。这或许是上帝第一次对我进行暗示，他对我说，今后，我要走上一条别开生面的职业道路。然而，对于这些，那时候的我并没有进行过多的考虑，我将它视为我的"自然天资"。直到许多年过去之后，在参加一项科研活动时，我才对人类的这种能力有所理解。

1970年，在加利福尼亚大学，我参加了一项非常有意思的关于"引导性幻想"的实验。加利福尼亚大学戴维斯分校的动物生理学系名誉退休教授弗瑞德·洛伦兹（Fred Lorenz）担任该项实验的主持工作。洛伦兹教授一直很想弄清：在"隔着一定空间"的情况下，我能不能对他人的思维造成影响。假如我能够做到的话，那么他还想弄清，通过受影响者的脑电波，这种影响能不能被显示出来。

洛伦兹教授非常热心地成了我的首名志愿者。他闭着双眼在一间封闭的屋子里坐着，而我则在另一间相邻的屋子里坐着，我们彼此看不见对方。接着，人们利用一根电极，连接我们两个人的头皮，然后再用两根电极，分别将我们各自的头皮与一个脑电波计连在一起。这台机器能够将电极捕捉到的任何脑电波信号记录下来，由全部单独信号组成的图形就能够将连接电极的人的意识状态显示出来。最终，由别的研究者向我传达指示，我再遵循其指示来对洛伦兹教授进行“影响”。这些想法，有些是对他进行刺激的，有些是让他冷静下来的。后来，根据脑电波计所记录的数据分析结果，以及洛伦兹教授个人的回忆，“引导性幻想”所发挥的作用非常明显地显示出来。洛伦兹教授称：

在实验期间，我处于昏昏欲睡的状态之中，但是我清晰地记得一共进行了三次提醒……第一次提醒是最明显的，似乎要将我从半梦半醒的状态中唤醒一般。

马修先生的脑电波与我自己的脑电波之间有非常明显的一致性，高振幅波或者慢波在脑电波计上将这种一致性清楚地体现出来，它们有很明显的同步性。尤其是都有一组卡帕波（脑电波的一种）在我们两人的大脑中显示出来，在通常情况下，这种卡帕波是警醒信号。

在时间上，我们两人脑电波的一致性也并非一瞬间的事情，而是明显地持续了一段时间。我总共接收了三次提醒，时间为30秒。在通常情况下，当马修先生大脑里形成α脑电波（脑电波的一种）的时候，我以稍晚半秒的速度跟上马修先生的步伐，与之同步，从低振幅波开始，再到快速的β波，接着到不规律的慢波，最终到规律非常明显的α波。在整个记录中，都可以看到诸如这样的一致性。

洛伦兹教授及其同事们都感到非常好奇，他们想了解：我究竟使用了哪种“精神力量”，从而可以对别人的思维产生影响？实际上，道理非常简单，当我接收到指示，要让洛伦兹教授“冷静下来”的时候，我就竭尽全力地进行幻想：教授正在进行深度的放松，渐渐地，他入睡了，睡着了……并且，在脑海里，我还勾勒出一个“他入睡了”的影像（即前面文中所说的“心灵图像”），接着，我通过某种方式，将这种感觉传送到他那里。而当我被指示对他进行刺激的时候，我就幻想着：我跑到他的房间里，对他大喊道：“屋里起火了！”叫他赶紧向外跑，如此一来，不但让他“觉察”到我所幻想的事物，而且还从我们双方大脑中把这些内容传送到脑电波计上。

我也经常在我的讲习会上给患者们示范可以让他们的身体产生反应的一些“引导性幻想”。打个比方：读者可以幻想一下，你手中正握着一个新鲜多汁的柠檬，或许你很快就能够体会到它的质地，及其鲜黄通透的果皮。接着，幻想着，你开始将它的外皮剥下来，一些果汁喷了出来，闻一闻这种芬芳的水果香气——十分浓郁。此时此刻，将柠檬放入口中，咬一咬，吮吸它的果汁，细细品味果汁在你舌尖翻滚时的味道。我相信，和我讲习会上的大多数人一样，你已经开始流口水了吧？

幻想一个柠檬，就能对你的唾液腺产生这样的刺激，那么，使用相同的幻想，能不能也让身体其他部位产生反应呢？像这种我在30年前就开始使用的比较简单的心身互动诀窍，如今，已经成为医学界研究的重点，被广泛地运用到临床医学治疗以及康复治疗的领域之中。

有时候，大脑很“傻”

现在，科学技术日新月异，发展十分迅速，通过PET（正电子断层扫描仪）设备，医生可以对人的大脑的不同部位的血流速度进行观察，由此，他们观察到一个现象：无论人们是经历了某件真实的事情，还是对它产生生动鲜明的幻想，大脑的相同部位都会受到相应的刺激。举个例子，真实地看见一幅迷人的日落美景，会对大脑皮层相应区域产生刺激，然而，幻想一幅迷人的日落场景，同样会引发大脑相同区域相同的刺激。听你喜爱的音乐，和你在大脑中幻想这音乐，会对大脑相同区域产生相同的刺激。幻想穿在身上一件刚从烘干机中取出的、暖和的棉衬衣对大脑产生的刺激，与你真正地将这样的衬衣穿在身上对大脑产生的刺激是相同的。

这就可以解释引导性幻想为什么可以对人的身体和生化机能产生影响了。鲜活的意象会对大脑的某个区域产生刺激，如同真的发生过一般。其中的原因是，大脑是将其视为“真实事件”来对待的。大脑将这些信息传送到大脑边缘系（大脑中的一组皮下质结构，属于大脑的“感受区”）、自主神经系统［它对身体各种功能（如心率、血压、出汗、呼吸速度等）起到操控的作用］以及内分泌系统［人体中全部激素（包括诸如皮质醇和肾上腺素之类的一些压力激素）的控制中心］，于是，人的身体就开始出现反应。我们每个人都有过这样的体验，当你从噩梦中惊醒过来的时候，你有什么样的反应？心脏扑通扑通地跳着，肌肉酸胀，呼吸急促，冷汗直冒。这种感觉，就是“心灵图像”在发挥作用，也就是幻想中的“虚拟世界”的强大力量。

心灵图像当然并非只有能促进身体康复的作用，它还被广泛地运用到体育运动领域。例如，瑞士的三项全能冠军布里吉特·麦克马洪（Brigitte McMahon）曾经说过，在2000年澳大利亚奥运会召开前夕，她就在大脑里幻想了许多遍最后冲刺的场景。她说，她“早就为夺冠做好了准备”，实际上，她是在“幻想”中为夺冠做好准备的，然而，对于她的夺冠而言，这种技巧确实是非常有利的。

接受这样训练的运动员们，会像“放映”一系列幻灯片和电影那样，在大脑里将他们希望得到的成绩一遍遍地预想出来。他们在幻想这些场景的时候，会涉及具体的每一个细节及感受，这些影像会是有形的（幻想同时在大脑中形象地刻画出来），会富有运动感（对于某些感觉，身体是能够感受到的），或者是能够听到声音的（麦克马洪说过，她会幻想观众们的狂吼）。而幻想什么方面的细节，就因人而异了：可能音乐家认为相比视觉图像，声音更富有力量；可能厨师会觉得，味道更容易让人产生幻想；可能舞蹈家会回想最优雅的肢体动作……

就像接受训练一样，通过不断地重复和预演这些幻想，运动员不停地加强自身的技能。因为，随着精神领域的这种预演，他们的心绪以及身体，也相当于是在进行这些幻想中的技能的“实际演练”。引导性的幻想，会让一个运动员最大程度地达到训练的效果。成功与失败在体育运动中通常是百分之一秒的差距，因此大部分运动员都会使用各种可能有效的训练技巧，从而使他们的成绩得到提升。著名高尔夫球运动员杰克·尼克劳斯（Jack Nicklaus）曾说，在他的成功中，“挥杆一击之前的心灵幻想”的功劳占50%。因此，可以说，“心灵图像”已被很多运动员所使用，以帮助他们来把握住那百分之一秒的细微优势。

“心灵图像”对大脑的“缺陷”进行了利用：逼真的心理经历，相当于真实的亲身经历。查尔斯·加菲尔德（Charles Garfield）是加利福尼亚大学医学中心的心理学副教授，也是研究“心灵图像”的先驱人物，他曾经与NASA（美国国家航空及太空总署）的计算机科学家，以及很多世界级的运动员一同对人类“心灵图像”的作用展开研究。在进行“癌症存活者研究”时，他发现，那些身患癌症却可以存活很长时间的人，绝大部分都可以像那些卓越的运动员那样，处在让自身得以进行“巅峰演出”的心理状态。“巅峰演出”这个词，是他从一名身患癌症的全国著名的音乐会钢琴家那里听说的，那位钢琴家说：“可以坚持活这么久，就是我的‘巅峰演出’。”

在美国太空计划的前期阶段，NASA的科学家们预想，在长时间的绕月航行过程当中，航天员将会遇到诸如血压不规律、心率不规律等问题。要解决这些问题，不能指望那些从未在零重力条件下进行测试的药物，而要教导航天员们学习如何使用引导性幻想，通过这样的技巧，让他们的情绪和身体提前开始进行绕月航行的“实践”，使他们可以以最好的状态进入太空工作。通过这些太空项目，人们意识到心灵图像与生物反馈的运用，也推动了心身互动药物的研究。

开发心身互动药物的基本前提之一便是：人的全部想法以及感觉皆具有化学性。当一个人脚踩温暖的沙滩，心情舒畅地散步时（当然也可以只是产生鲜明生动的关于“散步”的幻想与感觉），他的身体就会开始分泌神经肽。神经肽是传送大脑想法及感受的化学快递员，它会带上各种感受信息散布到整个身体中，将它的影响施加上去，为人体内的免疫系统细胞、神经系统细胞和内分泌系统细胞传递信息。然后，这些细胞就会将神经肽传送过来的想法与希望，转变成真正的生化反应，这就是一个完整的心身互动的过程。想一想，当有朝一日，人类能够精确地应用这个机制，我们就可以利用适宜的想法与指示，来加强自己身体的康复系统。

20世纪70年代后期，引导性幻想第一次作为一种治疗癌症的方法被医生所使用，他们是肿瘤学家卡尔·西蒙顿（Carl Simonton）及他的妻子——心理学家斯蒂芬妮（Stephanie）。西蒙顿发现，癌肿瘤“自然消散”的那些患者，往往都常幻想自己处于“非常棒”的状态。于是，这两名科学家结合了传统治疗方法与引导性幻想，开发出一套全新的癌症治疗方案。其中，引导性幻想的训练，包括让患者们幻想他们身体中的白细胞或化疗药物正在“猛烈地摧毁癌细胞”以及种种类似的幻想。

其中，白细胞与化疗药物被幻想成身骑白马的救星，是英勇无敌的战士们（也可以是使癌细胞变得混乱或者衰弱的任何富有力量感的场面）。患者们形象生动地幻想着：这些勇士与救星正在攻击力量较弱的癌细胞，并最终打败了它。在西蒙顿实施这项治疗方案的早期阶段，他所使用的频率最高的引导性幻想是“食鬼小精灵”。这是那时流行的一个电玩游戏中的角色，患者们会幻想这些小精灵在身体内跑动着，它们将那些细菌、病毒和癌细胞狼吞虎咽地吃掉。

这套治疗方案实施后所显示的数据是非常乐观的，那些使用引导性幻想，并且一同进行心理治疗以及别的有效治疗的癌症患者，寿命会有明显的延长，往往都会比他们的主治医生对他们预想的存活期要长。后来，医学界分析研讨了这套治疗方案，人们对“心灵图像可以直接使用与肿瘤抗争”的观点各抒已见，一直在争论。然而，至少可以确定的是：引导性幻想可以减轻化疗药物的副作用，缓解癌症患者的痛苦。其实，引导性幻想可以让患者变得放松，恐惧心理减少，从而获得更积极、更肯定、更舒适的感觉，仅仅这些，就已经具有非常大的作用了。

“引导性幻想”的相关研究

尽管西蒙顿所研究的对象是人类普通的幻想，然而，要想论述它对癌症以及心脏病等重病是否有治疗的效果，必须要通过确凿的数据作为佐证。现今，发表于各类医学杂志的上百份研究都只是表明，引导性幻想对一些其他的普通疾病有着非常显著的疗效。确实，这一方面还有待深入地研究。如下是与这些研究相关的报道：

●1996年，美国的克利夫兰临床医学中心做过一项关于引导性幻想的研究，该研究以进行结直肠手术的患者为对象。结果表明，使用了引导性幻想的患者在术前的忧虑远比那些正常进行手术的患者要少，术后的疼痛也比他们更少，相比对照组的患者，他们所使用的镇痛剂减少了37%，肠道功能恢复的速度也更快，平均出院时间也比对照组的患者快一天半。甚至，加利福尼亚蓝盾保险公司（一家健康保险公司）开始给那些排定计划进行手术的客户发放关于引导性幻想的磁带，通过这种练习减轻患者的手术并发症、疼痛和忧虑，当然，还能为保险公司省下很多费用！该项研究已经进行了许多次，在有关的医学杂志上也已有过报道。

●卡伦·欧尼斯（Karen Olness）及其同事在他们展开的一系列研究中观察到，基本上，通过练习引导性幻想，患者们自身的免疫力都会得到提高。首先，研究者诱导志愿者们，使他们放松精神。接着，他们要求志愿者们在大脑中幻想嗜中性白细胞的图像。嗜中性白细胞为白细胞的一种，在防御细菌及霉菌感染方面发挥着非常重要的作用，并且，在诸如类风湿性关节炎之类的自体免疫疾病的防治方面，它也起着重要的作用。志愿者要按照研究者的要求，幻想嗜中性白细胞变成一种类似于桌球一样的圆球，其表面不停地渗出蜜糖，让它可以将接触到的所有东西粘住。实验结束后，研究者检测志愿者的血样，发现这部分患者的嗜中性白细胞的粘性出现了显著的增强。

●亨利·贝内特（Henry Bennett）博士是“行为麻醉学”的创始人与研究者，他曾经对脊椎手术患者进行过这样一项实验，观察他们可不可以使用术前“指令”来减轻自己在手术过程中的失血状况。在脊椎手术中，进行脊椎联结或操作时，往往会有出血的现象，所以，也常常要为患者输血。对于患者的身体和经济状况而言，这造成了极大的损害。在这次实验中，共有94名脊椎手术患者，他们被随机分成3个小组。在术前，所有人都会听到一个心理学医师历时15分钟的讲话，第一个小组所听的是与手术期间神经监测有关的信息，而第二个小组除了听与神经监测有关的讲话之外，他们还可以学习如何在进行手术时让肌肉放松下来。第三个小组除了听上面全部信息之外，还有一条特别指引，那就是让患者幻想从手术切口处将血液“移开”，从而让失血量有所减少；术后，再幻想血液又再次向切口处流回，从而让伤口恢复得更加迅速。实验结果表明，最后一组患者的失血量最少，比起第一组以及第二组900cc的失血量，第三组的平均失血量只有500cc。这表明，在手术和恢复的过程中，引导性幻想确实发挥了作用。患者们在经过这种训练之后，甚至可以对他们手术切口的长度与麻醉时间的长度进行控制。

●理查德·史密斯（Richard Smith）博士是美国阿肯色州大学精神病学家，他也进行过关于引导性幻想的一项研究。他将一针水痘病毒注射到一位妇女体内，以前这位妇女曾得过水痘，所以她具有天然的防御机制，并不会引发疾病。在注射水痘病毒后，对于免疫系统功能良好的人而言，首先，注射部位会发生肿胀的现象，接着会渐渐地消失。科研人员在注射病毒后，检测这位妇女的血液，发现由于病毒的入侵，她身体里的白细胞数量在增多，这表明，她具有正常的免疫功能。在后来的3个星期中，她每周都要接受一次病毒注射，与此同时，在注射时，要求她使用引导性幻想来缓解注射部位的肿胀。结果，随着每次的注射，她的肿胀变得越来越小，同时，相应地，她体内由于注射病毒而增多的白细胞的数量也在变少。最后一次进行水痘病毒的注射时，研究者要求这位妇女使用引导性幻想再次回到以前她正常的肿胀状况，结果她的全部反应又回到了一开始的状况。这项实验再一次证明了引导性幻想对人体免疫系统的积极作用。

●有研究发现，假如癌症患者每天坚持使用引导性幻想，这样坚持一年之后，诸如自然杀伤细胞活性之类的免疫功能就会得到明显的增强。丹麦科学家在一项针对大学生的测试中发现：假如学生们幻想他们的免疫系统功能正变得十分有效，那么与此同时，他们体内自然杀伤细胞的活性也会有所增强。而根据俄亥俄州州立大学一个研究小组所做的报告，在化疗期间，使用了引导性幻想的患者比对照组的患者更能放松下来，能为接下来的治疗积蓄更多的力量，其心态也更加积极向上。

●科学家们在一项研究中选取了55位住在新生儿重症监护室中的婴儿的母亲，对放松技巧和引导性幻想对乳汁生产的影响进行测试。这些母亲一边倾听轻松的音乐，一边听研究者为她们勾勒的心灵图像。在图像里，既有让人感到快乐的环境，还有乳汁流出乳头，婴儿光滑暖和的皮肤与她们发生摩擦……结果，比起正常对照组的母亲，她们的乳汁生产量要多出2倍多。

●在《性行为纪要》杂志上，美国新泽西州州立大学的贝弗利·惠普尔（Beverly Whipple）博士针对那些追求性安全的人，发表过题为《妇女幻想引起性高潮的生理相关》的一篇报道。她深入研究那些声称能够通过独自的幻想来经历性高潮的妇女，发现那些妇女在椅子上保持不变的坐姿，双手搭在背后，单纯通过幻想就能够让自己获得生理上的性高潮。并且，研究结果表明，在心率、心脏收缩导致的血压以及瞳孔直径的变化等方面，这种幻想所产生的性高潮与普通性行为所产生的性高潮同样强烈。

尽管现在我们已经了解了幻想力的强大力量，但学习过如何使用它的人却很少。我们的教育体系教给我们的，只是富有逻辑的、线性的思考，而从不会教我们怎样进行幻想。在生活中，当幻想显得价值不大的时候，我们就会丧失信心，不再练习运用它来促进我们的健康。所幸的是，幻想是我们与生俱来的天赋，它是我们的大脑与神经系统储蓄、加工以及进行信息回忆的天然方式。

幻想对身体功能能产生比谈话更直接的影响，所以，它也有更大的康复作用。幻想，包括使用所有有感官特征的想法——你所看见的、听见的、嗅到的以及心中体验到的。当你通过幻想，从焦虑、沮丧和不舒服的精神状态转变成安静、快乐与舒服的精神状态的时候，伴随着这种转变，生理状态也会发生转变，变得更加镇定，更加轻松，更富有活力，当然，我们也就更有可能获得康复了。不过要注意，幻想的时候，要将意念都聚集于怎样康复上面，而不是对忧虑和麻烦进行徒劳的幻想。

我有一位患者名叫戴安娜（Diana），她得了严重的类风湿性关节炎，尽管每天都要遭受剧烈疼痛的折磨，但她却一直保持着快乐的心情，这跟她积极使用引导性幻想不无关系。她说，使用幻想，可以让她身体上剧烈的疼痛显著减轻。

康复治疗带给我巨大的影响，正如同，我原本是卸了胳膊或者腿的一名残疾人，接着，通过康复治疗，又让它们再次长出来。我的身体获得了彻底的重生！只要你有意向学习这些技巧，你就一定可以克服疾病所带来的痛苦与疲倦。要怀有一种“跳出这个圈子来思考问题”的思维，让身体不对疼痛和虚弱产生反应，或者只产生很弱的反应，从而渐渐地变成一种良性循环，让痛感真的有所减轻。我的方法就是幻想自己来到一个超越身体限制，无所不能的世界里头……

幻想是你天生的才能

我坚信，每个人都可以掌握使用幻想的技巧，这正如学习演奏乐器一样，问题只在于能否持之以恒。那么，我们在得病的时候，要使用多长时间才能看到这种技能的效果呢？这个问题的答案，则由你所患疾病的严重程度、幻想的生动程度，以及你自己的毅力所决定。例如，要是你仅仅是将脚踝扭伤了，那么你可能只需要进行5分钟的幻想就能让疼痛有所减轻；然而，假如你被严重地烫伤了，那么你可能需要坚持几个星期才可以看到显著的疗效。我建议你，在开始学习如何掌握这种能量时，要保证每天有15~20分钟的训练，以确保你可以正确无误地学会这种技巧。当你可以熟练地使用它，也觉得更加舒适的时候，在一天里需要的时候做几分钟即可。

我始终认为，效果最好的幻想，是具备患者个性、对患者自己最有意义的那种幻想。我有一名患者，他幻想自己体内的癌细胞变成已经干瘪的果子，而幻想他的健康细胞变成了丰满多汁的果实，又幻想免疫系统变成了一群鸟，这些鸟飞了过来，将那些像葡萄干一样干瘪的癌细胞啄起来，衔走，留下正常的细胞，让它们继续繁茂地生根发芽。

儿童很容易就能学会引导性幻想，他们能很快地调动起情绪，这是由于他们还没有接受过传统模式下的教育，因此还保有这种人类与生俱来的能力。此外，美好的音乐也能起到辅助的作用。有一次，我给一位患癌症的儿童演奏由让·米歇尔·雅尔（Jean-Michel Jarre）作曲的《氧气》，在那种激光般的乐声的激励下，他将自己体内的免疫细胞幻想成银色的子弹，一一穿透、摧毁那些癌细胞。

需要强调的是，在做引导性幻想的时候，一定要幻想适合你的“心灵图像”。例如，有些人幻想“迷人的沙滩”会产生很美好的感觉，但对另一个人来讲，可能这种感觉就会成为噩梦。再比方说，让一个患枯草热的患者幻想他“来到春天的草地上”，这不但不会让他产生任何舒适的感受，反而会让他觉得燥热不已。因此，假如你想感受到心灵的安宁，就要幻想那些能让你镇定下来的景象。

有些人发现自己难以进入幻想的状态，就是硬逼自己也无能为力。这也是非常正常的事情，要知道，并非每个人都可以在自己大脑里迅速、清楚地将图像浮现出来的。此时，你可以幻想孩童时期的一些梦想，那些可以带来无限可能的奇思妙想：坐在一块魔毯上面，让它把你带到一个非常安宁、非常祥和的地方……相信诸如此类的幻想会为你提供帮助。

当你的心境渐渐从纷繁复杂转入平和时，你就能够幻想更“美好”的一些意象，这些意象应当是一些能对疾病产生巨大潜能的图像。假如你正在备受剧烈疼痛的折磨，那么，将精神集中在伤口上，可能你就会觉得更痛。此时，你要知道，假如仅仅通过意念你就可以感到更痛，那么通过意念，你也应该可以减轻疼痛。打个比方，你的肩膀很痛，你可以幻想疼痛正慢慢地从你肩上“向下移动着”，再通过手腕进入手里，接着，“移”向指尖处，最终幻想它从指尖里“渗出”，疼痛不存在了，你不觉得痛了。每次将疼痛“挪动”到一个新的位置时，都要在那个部位集中意念，以确保痛感可以被“转移”过去。你也可以幻想疼痛变成了一种颜色，可以是一种鲜艳的火红色，接着集中注意力，幻想它慢慢地从火红色变成暗红色，接着变成了橙色、黄色、绿色还有蓝色，最终，变成一种柔和的紫色。随着颜色变得越来越冷，你的痛感也变得越来越轻，直到它完全消失，或变得非常轻微。

接下来，是一些引导性幻想，患者朋友们可以将其视为一些常见疾病的幻想起点。这些幻想都是由我的患者们总结出来的，他们已经使用了许多年，收获无穷，相信它们也会对你有所帮助。

转化不同疾病负能重的幻想练习

● **动脉、心脏方面的疾病。** 在一条宽阔畅通的河流里，水欢快地流淌着。在一艘小船上，船员正一起划着船，狭长的小船轻快地从水面滑过。

● **关节炎。** 你将一桶油抹到关节那里，刹那间，粗糙的关节边缘变得非常光滑。

● **哮喘、肺部疾病。** “砰”的一声，一直紧缩你气管的松紧带爆裂开来，紧接着，一个真空吸尘器将气管中的黏液吸走了。宽阔的洋面上，波浪平缓地起起伏伏。

● **癌症。** 关掉给肿瘤提供血液的水龙头，由此，癌细胞被饿死了。放射线与化疗药物来到你身体的内部，正如能量巨大的光线一般将那些癌细胞摧毁了。

● **抑郁症。** 将你一切的苦恼与忧伤都装到一只充满氦气的彩色大气球里，这只大气球在洁净的蓝天中飘浮着。太阳很暖和，耀眼的光线将云层刺穿了，你的全身充满一种超脱凡俗、轻飘飘的感觉。从此，每一天，你都可以轻松度过。

●糖尿病。一把精致的胰岛素钥匙，开启了关闭着饿坏了的细胞们的大门，从此，营养丰富的血糖能够在体内留存。警报不存在了，一直熟睡着的胰腺“闻到了咖啡的香气”，从而苏醒过来了。

●外伤。纱布将伤口盖住了，一种超级胶水将细胞与纤维组织粘到一块，就连钢锯都难以将它们锯开。

●传染病。白细胞头上闪烁着红色警灯，将有害细菌逮住了，并将它们关进囚牢。具有巨大威力的抗生素导弹部队冷酷地对敌对细菌的营地发动攻击，细菌被熊熊烈火给烧死了。

●免疫系统反应过度（例如过敏、哮喘、类风湿性关节炎等等）。免疫细胞打消了对过敏原的怀疑，因为他引起的是虚假警报，所以，免疫细胞们都打道回府，接着玩牌去了。敌对双方都答应不再向自己的同胞发动攻击，内部之间结束了战争。

●压力与紧张情绪。渐渐地，紧绕在一块的粗绳松开了，为它打蜡，让它变软。紧张情绪从你身体中打着旋涡流出来，渐渐地流干。

●免疫力下降（免疫系统缺陷的疾病：例如艾滋病病毒感染、艾滋病等）。一直睡着的白细胞苏醒了，它们穿着厚厚的盔甲，与病毒进行了激烈的搏斗。白细胞的数量以非常迅猛的速度增加，就像成百上千万个种子从成熟的豆荚中爆裂出来那样，迅速地将病毒杀光了。

科学研究已经证明，集中注意力幻想一些良好的事物，可以帮助患者保持冷静，可以激励患者，改变他们糟糕的心情，使他们的疼痛得以缓解，促使他们心身康复，它是利用人类精神能量的更高级的方式。

驾驭负能量的意念

接下来是一种驾驭负能量的练习方式，你可以用学习新鲜事物的心态来读一读，或许经过几遍的深入阅读，你会发现，它对你是十分有利的。读到有省略号的地方时，请暂停一下，用任何你觉得舒服的方式感受那一瞬间。最佳的方式是：你先阅读一遍，并且录下声音，接着，闭上双眼倾听录音带，用任何你觉得舒适的方式跟着录音进行训练，或者让他人朗读出来，你听着训练即可。在CD里也有这种冥想训练，叫作“深度康复”。

坐在一个安静的地方，你觉得怎样舒适，你就怎样做。放松下来，缓缓地深呼吸。在呼吸的时候，幻想你正在排出所有的矛盾冲突。彻底放松下来，你在心灵深处发现了一个非常安宁的空间。深呼吸，在吸气的时候，幻想你正在吸进“安宁”……

伴随着呼吸，继续保持放松的状态。这时，一道美丽的彩虹出现在天空中。将你的注意力都集中在彩虹上面，凝视着它，看着它上方的彩波一圈圈地降下来，从你的身体里穿过，顿时，你感到安宁、轻松……

此时此刻，你要前往一个你十分喜欢的地方。这个地方任你选择，可以是你心里一直怀念的地方，你之前曾经去过，难忘那迷人的风景，也可以是度假旅游时，你曾去过的很好的一个地方，又或是你外婆的花园，甚至还可以是你在电影里所见的一处地方。地方在哪儿并不重要，重要的是它能让你觉得安宁。

现在，你就身处于这个地方，站着，走着，坐着——能让你觉得最安宁的任何方式，都行。倾听你身边的声音，闻着它们的味道，欣赏此处的风光。

假如场景位于户外，那么可以观赏天空的色彩与云朵的样子，抑或看看草地，看看森林，看看湖泊。

此时，把精神集中到气味上面，浓郁芬芳的气味……

现在，你所喜欢的花正处于开花的阶段，全部花朵都绽放了，你身处于一片花海之中，自由自在地闻着让你陶醉的各种花香味；假如你在沙滩上走着，那么痛痛快快地闻大海和防晒油的气味吧；假如你身处于一片松林中，那么要好好品味松林那辛辣的味道。你可以身处于任何一个你愿意待着的地方，闻着那里的味道，尽情地展开生动形象的幻想。

此刻，把精神从气味转移至声音上。仔细聆听浪花拍打沙滩的声音，鸟儿呼唤伴侣时的悦耳鸣叫，水从河中的石头旁边流过而发出的潺潺流水声，抑或是风吹过树林时所发出的沙沙的声音……

在这个奇妙的地方，你可以聆听到各种各样的声音，这是多么舒服、多么安宁的一个地方啊！

仔细品味所有这一切，你沉醉在这迷人的风景之中。从天空中飘过的云朵将太阳的光线遮挡住了，一会儿，它又移开来，阳光照到水面上，波光粼粼。你想打量一下自己吗？你正在沙滩上走着，一边走，一边拾起各种各样的贝壳，抑或是在一望无垠的大草原上奔跑着，又抑或是从小河中的一块石头开始，向另一块石头爬去……

接下来，我们感受一下触觉，体验你的皮肤上温暖柔和的细沙，咸咸的带着湿气的海风轻抚着你的发梢，青草轻轻地触碰你的脚丫，让你觉得有些酥痒，你的脚在水里光滑冰凉的石头上踏过……拾起一些你所喜爱的东西，轻轻地用指尖触摸它们，它们是光滑，还是粗糙？是潮湿，还是干燥？是温暖，还是冰冷？

继续体会这些冥想中的图像，体会它的舒适感，体会像家一样的温暖，体会安宁的感觉。假如在幻想的过程当中，你觉得忧虑或者烦乱，抑或你认为坐在那里打量自己呼吸，显得非常无聊，非常好笑，那就要提醒自己，这不过是大脑中编造出的一个评价，不要答理它，那迷人安宁的地方才是真正存在的，回去接着享受那里的美好吧。

现在，即将发生奇异的事情，体会希望发生好事的那种兴奋感……必然会发生。每一件事情都是对的，就像它应当就是这样一样。

从天而降的一道金光在刹那间又变成了柔美的红光……笼罩着你的全身。能量闪着光，震动着，伴随着一阵悦耳的叮当声，注入你的身体，顿时，你变得活力十足……这是使你康复的能量，你沐浴在这明媚的能量之中，身体将你需要的所有东西吸引过来，正如你是拥有强大磁力的磁铁。美好和仁慈的意愿充满着你的内心。能量在渐渐地渗进你的全身，将丰富的、无穷尽的活力和安康注入你的身体……

能量在一层层地渗进你的全身，渗进各个器官里面，一直渗透到骨骼里面……来到你每一个细胞里面，将所有的障碍溶解掉，修正了一切的不平衡。尽情地享受你全身遍布的健康能量吧……你觉得越来越轻松……你正在不停地走向康复。

渐渐地放慢你的思维……

集中注意力打量你自己，你的伤口开始愈合，症状不复存在，意念集中，就这样花上几分钟的时间凝神注视自己……你还记得良好的身体状态的感觉是什么样子的吗？细细品味那种健康、美好的感觉。这是一个让你走向康复的地方，是一个你能一直待着的地方，在这里，你能体会到安宁、从容的感觉。

无论何时，你都能够回到这里，吸收康复的能量，体会安宁的感觉。现在，你要回到现实当中了，深呼吸，吸气，然后慢慢地呼气……睁开双眼，享受这种放松的、健康的、舒服的感觉并一直保持着……

勾画出你自己的心灵图像

尽管我在前文中为大家列举了针对不同疾病的引导性幻想，然而我还是要强调一下，对患者而言，他们自己的幻想才是最有效果的。

几年前，一个来参加我的讲习会的妇女对我讲述了一个关于她的有趣的故事。当时，她得了严重的脊椎疾病，这让她不得不一天到晚都在硬板床上趴着无法动弹，每天都要受到剧烈疼痛的折磨。具有讽刺意味的是，她还是一位物理疗法的医生。就在她不知所措的时候，她想到“心灵图像”或许会对她的疾病有所帮助。

按照后来她的描述，在“心灵图像”中，当她幻想脊椎时，脊椎的画像就像是一幅解剖图一样非常清晰。非常精准。她看到在脊椎中有一个凸出来的圆盘状的东西，处于别的脊椎骨的外面，而且正压迫着一条神经。然后，她的大脑像在播放一部电影似的，本能地出现了一系列的幻想，这个幻想是非常滑稽的，让她捧腹大笑。她幻想的东西是：一个源自Tetley（世界第二大茶商）袋泡茶的电视广告里面的卡通人物跳上她的脊椎。这个卡通人物拿着一个花匠专用的小碾子，走到自己的脊椎受伤处，用碾子仔细并轻轻地来回碾，直到将错位的脊椎骨碾回到原来的地方。就这样进行两天的幻想之后，她就可以站起来了。又继续进行一段时间的练习后，她完全能够继续工作了，疼痛也已经完全消失了。这一连串影像对她而言，似乎并非自己主动幻想出来的，倒像是自发产生的。

Chapter 8

创造力带来生命力

每天，我们最少应当倾听一首歌曲，朗读一首诗歌，欣赏几幅美丽的画作，并且，假如可以的话，还要说几句富有哲理的话。

——约翰·沃尔夫冈·冯·歌德（Johann Wolfgang von Goethe）

能量诊所的色彩

1990年，在萨福克，我将“鲟鱼馆”买了下来，作为我的家庭诊所。下面我要做的第一件事，就是对我的候诊室和治疗室进行装饰。我想通过一种非同寻常的色彩，绝非让每个房间都被刷成统一的白墙。然而，问题在于，应当选择哪一种色彩呢？因为对不同的人而言，不同的颜色意味着不同的内容。例如说蓝色，尽管它是很多人心目中的“康复颜色”，但我觉得，同时，它也是让人有冰冷的感觉的一种色调。我始终认为，红色可以振奋人心，可是我的一些患者也许会将其与疼痛、血液或者愤怒联系到一块（他们可能会下意识地联想到）……最终，我决定选择深黄色的墙纸，用金色的星星做点缀。黄色是一种中性色彩，可以给人带来一种温暖友好的感觉，并且我发现，小孩子们都非常喜欢这些星星。装修完毕后，走进这房间的人大都会称赞道：“多么可爱，多么明媚的房间啊。”纵使外面乌云密布，下着雨，屋子里的人也依旧能觉得内心充满着光明与活力。这，便是装饰色彩所发挥的作用。

在我搬往萨福克之前不久，在肿瘤学家卡罗尔·西科洛（Karol Sikora）教授的邀请下，我曾经到他所在的伦敦汉姆史密斯医院给学生们讲课。我已经在那所被乡村包围的医院讲过几次课了，然而我总是在讲课途中不由自主地停下来，仿佛是有什么东西将我打断了似的。不但如此，那座建筑让我觉得非常单调无趣，让人无法打起精神来。医院中的灯罩都被刷成了统一的灰色或者奶黄色，显得一点生气也没有，并且让人觉得非常忧伤。不但医学院的学生觉得死气沉沉的，更重要的是，在那里进行治疗的患者们也有这样的感觉。

当我10年后再一次前往汉姆史密斯医院的时候，我喜出望外地发现，这里的建筑已经有了巨大的改观。现在，走在通向新建的肿瘤治疗中心的走廊上时，那种让人自然产生的恐惧和忧虑的感受不见踪影了。美丽逼真的壁画遍布走廊的墙壁，让你感觉自己似乎正在一片沙滩上行走，前方便是蔚蓝的海洋。随着一路的前行，浪花逐渐把你“淹没”，当到达浪花将你完全“淹没”的地方的时候，你会发现，整个图景变得更美妙了，你被一群正玩耍的海豚团团围住，它们十分友善地保护着你，一路护送你前行。你在离开海豚走廊走向另一端的时候，将会再次走到一片沙滩上面，此处是走进肿瘤治疗中心的入口。入口的地方是一座门廊高大的艺术玻璃建筑，它高高地耸立在那里，就像欢迎你来到一个全新的驿站一样。这样的设计实在是太美妙了，它让医院的患者与医护人员们都可以感觉到光明、安宁和轻松的存在，当然，更重要的是——乐趣。

“对于康复而言，美丽的景物与鲜亮的色彩具有非常重要的意义。”1859年，弗洛伦斯·南丁格尔在她的书籍《护理工作记录》中写道。现在，150年过去了，她的这个观点已被全球各地的医院广泛运用到实践中。安杰拉·克洛（Angela Clow）是威斯敏斯特大学的心理生理学教授，是研究“压力与人类生化机能”这一领域的世界级的权威人士。她曾经进行过一项实验，用来证明艺术对患者的康复作用：

实验对象是马上要接受手术的患者。这批患者被分成两组，一组待在一个播放着音乐、墙上挂着美术作品的候诊室，另一组则待在一个没有播放音乐，四面都是白墙的候诊室里面。经研究，她观察到，有音乐与美术作品做伴的患者，其心率与血压都比较低，压力激素（皮质醇）的水平也比较低，在手术前，他们的情绪十分安宁，较少出现恐惧和忧虑。这让她感到很惊讶，

良好的感觉和快乐心情对免疫系统产生了如此大的作用。她推想，这也许是人类进化机制所发挥的作用，换言之，在我们的始祖中，往往最快乐的那部分人也是敢于参加社交活动的那部分人，他们常常出去冒险，进行探索，而这会带给他们患上疾病的风险，所以，他们需要的抗体的水平就会更高，从而让自己拥有更强大的免疫系统。

随后，克洛教授又做了一些类似的创新性研究，这些研究都于2006年被发表在各类科学杂志上。在其中的一项研究里面，她选择了一部分在伦敦市中心上班的人作为研究对象。之所以选择在此处上班的人，是由于这部分人往往有高于其他人的抱负和野心，他们自然也承受着更大的压力。她让志愿者们于中午时分参观伦敦市政厅艺廊，研究这种行为对人的身体及情绪所产生的影响。从这次研究结果所得出的数据可见，志愿者们的压力水平在仅仅看了画廊收藏品40分钟后，就降低了45%。，此外，经检测发现，在其唾液样本中，皮质醇水平也降低了32%。

参观艺廊的实验直接地证明了这类降压方式的潜能，这些往常压

力在“平均水平”以上的人说，当他们走进艺廊的时候，情绪仿佛受到了安抚，他们油然而生一种冷静感，随着参观继续进行，他们也得到越来越多的这种冷静感。这些人的皮质醇水平在一天中的相同时段，要高过那些心态平和的同龄人。可他们的皮质醇水平在参观艺廊后却迅速降到了普通人的平均水平以下，这个下降速度是非常让人惊讶的。在一般情况下，要这么大程度地降低压力激素水平，需要放松5个小时左右的时间才可以做到，而这些人只用了40分钟参观艺廊就办到了。

罗杰·乌利希（Roger Ulrich）博士是美国得克萨斯州州立大学医疗卫生系统与设计中心的主任，他于1984年主持了一项创新性十足的研究，研究对象是那些刚进行完胆囊手术的患者。让他感到吃惊的是，同样的患者，假如病房处于不一样的环境当中，随之，他们的情绪状态也是不同的。要是所住病房的窗户正对着光秃秃的砖墙，那么这样的患者会带有较差的情绪；而能从病房窗口看到风景（如树影等）的那些患者，则会有较为愉快的心情。平均下来，看见风景的患者的出院时间，比无法看见风景的患者要提前一天，其所服用的药的量更少些，诸如呕吐之类的次要并发症也发生得更少。在一个牙科中心，乌利希又继续这项实验，其结果也是如此。当有一幅山水风景画挂在候诊室的墙上的时候，患者们的紧张感会下降许多，反之，假如墙上什么东西都没有，只有白色，那么患者们则会感到十分紧张、忧愁。

后来，在瑞典医院，乌利希博士再次做了类似的研究，这次是以住在重症监护室中的体外循环心脏手术患者作为研究对象的。实验结果依旧如此，通过山水画，患者们的忧虑感有了明显的降低，当然也相应地减少了对镇痛剂的需求。患者被随机分成三组，一组能够看到风景图画（抑或是树木、水），另一组能够看到各种各样的抽象画，最后一组则完全看不到任何图画（对照组）。研究结果表明，那些可以看到风景画的患者比此外两组患者的术后忧虑情绪更少，看到抽象画的患者比对照组（没有看到任何画）的患者的术后忧虑情绪还要多。经过多年的研究，乌利希相信，最有效地舒缓患者情绪的图像，主要是那些在人类一百万年的进化历程中产生重要作用的元素：

- **如树、山、水之类的自然元素；**
- **开心，欢笑以及关心的脸；**
- **友善的动物，如各种宠物。**

乌利希根据自己的研究结果，创造出“有支持力的设计”的乌利希式的理论基础，对医护设备及设施设计者而言，该理论意味着系列指导方针。他说，除了家属和医护人员，建筑特色也是可以慰藉患者的相当重要的角色。例如，建筑与自然风景彼此协调，把山水类的风景画悬挂在病房里，将巨大的玻璃鱼缸，以及由绿色植物、喷泉和花园环抱的门廊等摆放在候诊区，这样的设计能够让患者、家属和医护人员感到欣慰。正如查尔斯王子在信中所写到的那样：“处在没有特色的窗户，走廊冷清，纯粹具备功能性的病房，就如同置身于一个毫无生机的钢筋混凝土盒子中，人是难以获得康复的。”

现在，在英国，有一个名叫“英国健康艺术网络”的组织，这是被卫生部门所承认的一个合法的组织，它为各行各业的医疗机构（其中包括医院，疗养院，外科手术室，非预约医疗中心以及日托中心等）提供关于设计的服务。它在近几年做过许多十分有特色的工程，例如：

- 对密得尔布洛医院的大厅和走廊重新进行设计，营造出一种十分自然的环境，几乎让患者无法感觉出这是一家医院。在进入大门和门廊时，患者的紧张情绪可以有所减轻。此外，有一位艺术家常驻在这家医院的脊柱损伤科里，他是一名帮助患者取得康复的诗人。

●位于列斯特的奥克汉·豪斯医院为年轻的患者设计并建造了一个鼓乐工场。

●在咯来耳和其他一些相对偏僻的乡村建起康复中心。在那里，患者可以前往康复中心进行各种艺术活动，如画画、素描、拼贴、制作纸板模型和创作马赛克画等，以帮助他们获得康复。

●将适合患者们读的小诗文集摆放在一些医院的候诊室，以便患者在等待时可以随意翻阅。

●在伦敦荷马顿医院的事故急诊科的墙上，悬挂着一条他们为该科室制作的当代手工编织挂毯，以及两幅巨大的油画。

艺术对于去除负能量所提供的帮助

美术在当代似乎变成了画家们与室内装饰专家们的专利活动，他们使用美术作品来添加空间中的色彩和情绪。通过购买艺术品，博物馆、画廊还有私人收藏家将各个时代的社会文化记录了下来。当人们前往这些地方，欣赏展品的时候，会看见美术家感知这个世界的视角，这种感知可以营造出一种神奇的连接，可以融合欣赏美术作品的人对这个世界的所有体验。

早在现代西方文明把美术作品转变成商品之前，美术具有很简单的作用，那就是对人类的勇气与人格致敬，与此同时，帮助人的身心获得康复。美术可以使我们从未知的恐惧中解脱出来，融合我们所有人对生命的体验，让我们能与地球取得彻底和谐共存的关系。然而今天，与祖先们相比，我们却有着这么巨大的差别，沉甸甸的恐惧使我们丧失了自己的资源——我们的灵感源泉，幸运的是，我们还拥有想象力，想象力能够帮助我们与灵感相接，我们还没有完全将想象力留给那些少数的天才。

你没有必要真的成为一名美术家，无须像美术家那样真的创做出自己心灵中的幻想，这反而会对你的康复进程造成阻碍。你无须成为一名美术家，无须对素描、绘画、调色或者任何需要创作能力的事情很精通，你所需要的便是拥有一份持续的随性，尽力用纸、墨、黏土、粉笔或蜡笔来将自己的情感表达出来而已。它是一种将情感和感受释放出来的有形的绝妙方式。

对每一个人来说，严重的疾病所具有的伤害性都是很大的，是令人感到非常痛苦的事情。患者有时候会发现，他们可以轻而易举地画出或写出这些痛苦，但却难以将它们说出来。相关的实验报道也越来越多地刊登在医学杂志上，例如，费拉德尔菲亚（即费城）医院曾经进行过的一项实验表明，在那些参加“美术疗法”的癌症患者当中，有47%的人的焦虑感明显减轻，有38%的人的抑郁感明显减轻。

除了能给人们提供一个机会，让人们可以探索自己和他人更深层次的感受之外，美术创作活动还具有以下许多益处：

●让自己放松下来，舒缓压力。

- 将心灵中的感受表达出来。
- 通过创作来让疼痛发生变形（变成另一种可以忍受的形式）。
- 加强自信心与安康感。
- 帮助精神创伤愈合，解决悲哀的感情。
- 给予患者一个努力的目标。
- 通过作品将自己的经历记录下来。

2006年，一项刊登在《疼痛与症状处理杂志》上面的研究表明，美术疗法可以使患者的症状得以减轻，其中包括癌症患者的疼痛感和焦虑感。芝加哥市美国西北纪念医院的朱迪思·佩斯（Judith Paice）指导进行了该项研究。佩斯博士想了解一下，美术创作的过程是不是的确具有使生命力康复和增强的作用，于是，他们从该院中选择了50名住院的癌症患者为研究对象，实验时间长达4个月。在实验中，研究者让患者们随意地创作画作。在他们画了一个小时后，研究者使用ESAS（埃德蒙顿症状评定量表）评定这些患者的症状。评定的结果显示，在9项症状中，出现明显减轻的共有8项。ESAS是估算患者症状的一种数字化的尺度计量方法，它可评定疼痛、疲倦、呕吐、抑郁、焦虑、睡意重、没有食欲、安全感缺乏度、呼吸短促程度这9种症状。其中，呕吐是患者们在参加了美术疗法活动后唯一没有缓解的症状。

美术的作用在于，通过转变人的生理和心理状态，促进患者的康复。生理状态会在美术创作的过程中从紧张转变成深度放松，与此同时，心理状态则会从恐惧转变成创造力十足，并且昂扬向上。美术创作还可以对人的自主神经系统以及大脑神经递质（在神经细胞间传递脉冲的化学物质）产生影响，让体内的激素分泌处于更加平衡的状态。它会让人们对世界的感知迅速发生改变，不但改变了态度，还改变了情绪状态以及对痛苦的感悟，促使人们建立起一种希望和积极的心态，让他们可以更有效地面对困境，并且，它也让人们在这个世界上的存在方式和表现形式发生了改变。当然，不只是美术，还有诸如书法、写作、音乐和园艺等其他许多种艺术创作活动，都能为增进患者的康复提供帮助。

“生存者”的诗篇

乔·毕德（Joe Bidder）曾经是我的一位患者，1985年，也就是他47岁那年，他被诊断出患有多系统萎缩的一种神经性疾病。那时候，他感到十分痛苦，因为他的身体正在逐渐失去平衡，不停地摇摆。他无法正常地行走，无法跑动，无法跳跃，并且从早到晚，双腿在剧烈地疼痛，他只能抬起左臂和左手的一半，就连说话，偶尔也会出现含糊不清的状况。1988年秋天，神经科医师通知他，他只有5年的生存期了，也就在那时，他来到我这里，开始进行康复治疗。

乔的态度在第二年的2月份已经转变了许多，开始对自己的未来充满希望，人变得十分积极向上。他决心认真地写作，想要发表一本诗集。他的症状也在他开始进行创作的时候趋于稳定。后来，他称1989年为自己发生“转变的第一年”。除了来我这边参加康复治疗讲习会以外，他还定期去心理疗法医师那里进行心理治疗。乔说：

在我的作品里，我写下了对死亡的恐惧，将恐惧转变为强大有力的诗篇。恐惧一旦被驱逐，就会释放汹涌澎湃的能量波，我的生活就会变得丰富多彩且获益无穷。我变成了一名勇士，完全没有了以前受害者的那种精神面貌。

他在1990年发表了自己的诗集——《生命与死亡》，不久之后，他又与他人一起创立了一个由英格兰艺术协会提供资金的全国性文学组织——“生存者诗社”。英格兰艺术协会是由30个来自英国各个地区的诗社组成的大型艺术组织，每年都会在英国举办1500多次活动。后来，乔不但成了“英格兰残疾人艺术协会顾问团”的一名指导老师，还当上了这个协会的主席。

对乔而言，写诗是最为重要的一种康复工具，并且，这也帮他达到了他生活的目标。恰好与那位神经科医师在1988年进行的悲观预测相反，乔在2006年仍旧定期到我这儿进行治疗，同时继续坚持诗歌创作——他又多活了差不多20年。你当然也可以写作，你无须成为一名真正的伟大的作家，你需要做的只是尽力用词语将你的感受表达出来就行了，它和绘画一样，是释放情感，带领你抵达康复之路的一个绝妙办法。

写作，一种全新的治疗方式

美国《国家科学院学报》于2005年发表了一项由美国学者进行的

研究，这项研究指出：哮喘患者在听到例如“哮喘”等让其紧张的词语时，就会产生相对应的症状反应。科学家们扫描志愿者的大脑后发现，在第一时间上，大脑活动和症状恶化（如呼吸困难）有着直接的联系。哮喘患者在听到与其疾病相关的词语时，会对相应能引起炎症的大脑区域产生刺激，从而促使呼吸困难加重。长久以来，医生和患者也都认为，紧张与情绪波动会导致哮喘炎症的发生。

志愿者在这项研究中需要吸进豚草或者少量的花粉，该类物质会导致相关的哮喘症状的发生。接着，研究者让他们听三种类型的词语，第一种与哮喘相关，如“哮喘”等；第二种虽然与哮喘无关，但却是消极负面的，如“孤独”等；第三种是中性词，如“窗帘”等。研究者扫描志愿者的大脑后发现，与哮喘相关的词语会导致大脑的两个区域同时进行活动，其一是前扣带皮层（在大脑里起到的作用是对心率和血压进行调节，也对认知功能发挥了非常关键的作用，如下定决心、神会和情感等），其二是岛叶（科学家认为，它的作用在于处理不舒服情感，如恐惧、厌恶和痛苦等），此外，这种词语也将与肺部功能的恶化与炎症的引发有很强的关联显示出来。无关哮喘的消极词语则没有让大脑产生任何反应。组织这项研究的理查德·戴维森（Richard Davidson）博士称，大脑这两个受到影响的区域与控制身体的生理状态相关，如呼吸急促、疼痛程度等。“它们的职责就是对情感信号和生理信号（如发炎一类的反应）进行处理，在刺激它们的时候，就会使症状反应加重。”他说。

既然有些词语可以导致哮喘的发作，那么它们的反义词应当也可以让症状减轻。《美国医学协会杂志》在1999年发表的一份报告称，对哮喘患者和类风湿性关节炎患者而言，写作是很有益处的，他们通过写下他们生活中的压力事件，会减轻自身的症状。报告还宣称，写作练习的作用可持续长达4个月的时间。这种训练又被叫作“发泄式写作疗法”或者“日记疗法”。这个实验的结果再次为精神健康对身体安康的益处提供了证明。“平均下来，把压力事件写下来的哮喘患者的肺部功能，比没有写下来的对照组改善了19%，而相比对照组，使用这项练习的类风湿性关节炎患者的症状则减轻了28%。”研究者说。

如此看来，公开地讨论消极情绪，甚至是让完全不认识的人看，也可以对这些患者提供帮助，以将他们的痛苦卸掉。很可惜，假如这项实验的研究者所提供的并非这种心理疗法，而是有同样疗效的一种新药，那么很快地，它绝对会被普及应用。

写日记是人类很古老的一种传统，它的创始时间可以追溯至公元10世纪，那时候，在日本，“枕头书”就是将个人每天的生活和想法记录下来的工具。但是，直到现在，它的全新的价值才被挖掘出来。尽管在通常情况下，日记是探究个人心灵世界的创作。最近几年内，许多相关的科学研究都已证明，这种写作的方式可以对人体的健康产生直接的推动作用。通过检测，心理学家和免疫学家发现，经过思考并充满感情地将悲痛经历写下来的人，会获得下面的好处：

- 免疫系统中T细胞的数量变多。
- 看医生的次数变少。
- 不常因为生病而对工作造成影响。
- 总体而言，身体的健康程度有所改善。
- 在受到外伤时，写下痛苦情感体验的人的伤口，比那些只写些

微不足道事情的人，会好得更快。

你无须任何特殊工具和能力，现在就可以开始这种宣泄式的写作。拼写，语法，字迹，无须在意这一切，因为它只是康复的一种工具罢了，写作对你而言，其目的就是在纸上写下你的感受和经历。在一般情况下，宣泄式写作的类型有两种，我将它们分别称为“释放负能量的作文”以及“不寄出的信件”。

释放负能量的作文

将全部的感受，你的痛苦、恐惧、愤怒、挫折、悲伤写下来，在纸上写下你想说的、需要说的内容。但要记住，你的这篇“作文”并不是用来批评和宣判自己的，而是你个人释放感情的安全地方。在写完后，作为一种把混乱事件和情感释放掉的仪式，你也可以把它们扔掉或者烧掉。记住，要让直觉带着你进入写作状态，同样地，让直觉带着你，来到所写的事情和情感里面。在自己情绪不错，觉得非常快乐的时候，也要试着写一写。

在写作中，在开始落笔的时候，要使用这样的句式：“现在我觉得……”接着将在你脑海中显现的任何东西写下来。假如没有可写的任何感受了，就读一遍刚才写的东西，然后继续将脑海里出现的东西写下来。最少要花20分钟的时间进行写作，坚持每天一次，连续一个星期。写作的时候，尽量不要停下笔，不要考虑得太过仔细，只将在你脑海里冒出来的让你烦恼的那些东西写下来。此外，还要学会欣赏自己，对于自己这么快就可以写作的行为，要保持一份快乐的惊喜。

不寄出的信件

你可以给一个人、一个地方、一件事或者一个信仰写信，这是表达感受的一种非常好的方法。可能你认为，自己不适合直抒胸臆，那么信则为你提供了一个可以安全宣泄的地方。对于处理死亡和离婚事件中的情感而言，这种技巧是特别有效的，你无法直接对他人说的某些话，完全可以在信中讲出来。此外，它对于处理一些人际关系中的情感问题也非常有用。在开始时，你可以选择这种措辞："亲爱的……"，接着，让笔和纸指引着你，随意地写下去。这样的写作，不但能增强你应对困境时的力量，还能对你的逻辑思维能力进行锻炼，使你与他人沟通的整体水平有一个新的提高。

通常在使用写作疗法几天后，你的情绪状态就会出现改善。写作疗法的好处还有下面这些：

●**知道自己的想法与感受。**你肯定经历过这样的情况，你的心里乱糟糟的，对自己的真实感觉很不确定，不清楚自己想要的究竟是什么。那么，将你的想法和情绪大致写下来，区区几分钟的时间，你就能迅速地与自己的心灵世界连通，知道自己真实的想法。

●**对自己有更深的了解。**你会通过写作逐渐地了解什么会让你快乐，什么会让你更加自信，同时也更清楚地认识其他人和事。

●**舒缓压力。**将愤怒、内疚和其他痛苦的情感写下来，有利于将它们释放掉。写完后，你的心灵会变得更加安宁，更加冷静，更具有摆脱目前困境的忍耐力。

●**更加有效地处理问题。**我们通常使用左脑的逻辑与理智来处理问题，然而有时候，通过使用右脑的创造力与直觉，我们可能会找到更妙的解决方式。写作对你开启这方面的能力是有帮助的，让你能寻找到意想不到的办法，去处理那些似乎完全没有办法处理的问题。

●**有利于处理与别人的争论。**当你与别人争论的时候，不要压抑着，而是写下与他人意见相左的地方，这不但有利于你理解他人的观点，并且可能还会找到一个处理矛盾的明智的方案。

音乐的积极作用

我们都喜欢听音乐，尽管我们的口味各不相同，但音乐依旧可以将我们所有人都联系在一起，它是超越了话语的一种通用的语言。在情感上，音乐可以给我们支持，鼓励我们，让我们奋发向上，也可以安抚我们的心灵，让我们放松下来，变得冷静。

当其他事物无法打动人心的时候，音乐依旧可以办到，这或许是因为它联系着我们生活中所有重要的事情。音乐给予我们解放压力的出口，我们可以通过悠扬的曲调将我们的想法和感受表达出来，再没有其他任何的办法可以产生比音乐更加巨大的康复作用了。

音乐在我的康复治疗过程中一直发挥着非常重要的作用，它可以让气氛变得柔和，可以让患者对能量的接收能力有所增强，它为处在康复过程中的患者营造了一个非凡的世界，能唤起人们的乐观情绪和抗争精神，让人们对未来充满憧憬。

对于在康复治疗中应用的音乐，我一般会很慎重地选择，我尽量挑选那些可以唤起“心灵图像”的描述性的音乐，或者是可以让我的患者抵达他们幻想深处的音乐。我也将音乐当作延长治疗过程的一种连接枢纽，以便我的患者能随时进行自我治疗。有很多人购买我在进行讲习会时播放过的CD，然后拿回家里播放，这样，就相当于延长了他们康复治疗的过程，当然也就会取得更好的疗效。

美国迈阿密大学的博士阿尔代什·库马尔（Ardesh Kumar）是该校精神病学与行为科学系研究协会的教授，他针对神经激素和神经递质对音乐的康复作用进行了研究。研究结果表明，听音乐后，志愿者体内的褪黑素水平会显著地升高。褪黑素可以放松人的情绪，帮助调节睡眠，它们的分泌时间大部分在晚间，对患者的康复发挥着积极的作用。在志愿者听了6个星期的音乐后，库马尔博士再一次检测他们体内的褪黑素水平，发现其水平差不多是一开始的2倍。

我会很仔细地选择曲子，尽可能不挑选让我的患者将其他事物联系在一起的曲子，因为一首曲子

就算像香水那样诱惑人，但它对患者而言，也完全可能会联系起一些强烈刺激的情感。尽管有许多非常著名的曲子供我选择，它们都具有积极的意义，同时也具有康复的力量，但我却不会选择它们，因为它们可能会唤起患者们痛苦的回忆，抑或会让他们回忆起觉得不舒服的某个人。

现在，伦敦皇家学院的科学家们正进行着一项课题研究，看看音乐可不可以对痴呆患者发挥作用，从而将这种疗法提到NHS（英国国民医疗保健体制）中，为那些痴呆患者的康复提供帮助。这种疗法涉及

专业的音乐家、作曲家、患者专用的演奏乐器和能改变生理、心理、情感与精神状况的音乐。人们在上千年前就知道，音乐对人类健康有好处，对于这一点，与音乐有关的许多趣闻逸事也进行了证明。然而，现在仍然有相当多的研究还在对音乐进行实验，以确定它对健康的促进作用。

●加利福尼亚州州立大学的研究结果表明，假如让长期患偏头痛的患者在持续的一段时间内定期地听他们喜爱的音乐，那么，其中有83%的人的头痛症状会减轻。

●位于巴尔的摩的圣·艾格尼丝医院的研究者们发现，在冠心病监护病房中听古典音乐有利于患者们的康复。“和10毫克的安定效果相比，半个小时的音乐所产生的效果是一样的。”这家医院的冠心病监护病房主任雷蒙德·巴尔（Ramond Bahr）如此说道。

●癌症患者的情绪往往都非常不好，而听音乐可以让这种糟糕的心境有所减轻。另外，研究表明，听音乐可以让放疗患者的焦虑有所减轻，并能让癌症晚期患者的生活质量得到一定的改善。

●实验发现，在听了慢节奏的音乐之后，准备接受阴道镜检查的妇女的焦虑感和检查时的痛觉敏感度会有所降低。

●根据加利福尼亚大学洛杉矶分校的报道，在初生儿的病房里播放音乐，早产儿会更快地增加体重，消耗氧气的有效率可以更大。佐治亚州亚特兰大市浸信会医学中心与塔拉哈西纪念医院也报道过类似的实验结果，每天给重症监护病房中的婴儿播放音乐，与同等条件下没有音乐的对照组相比，他们的成长速度会更快。

●1999年，根据密歇根州州立大学研究者的报道，教老年人学钢琴，可以让他们的紧张感、孤独感和忧虑感有所降低，而且还能对他们的人类生长激素的分泌起到促进作用。一旦这种激素的分泌减少，会引起一些诸如骨质疏松、注意力下降、起皱、肌肉松弛，以及肢体痛等老年生理现象。

●根据一个研究机构在2000年的报道，鼓乐活动可以让人体内自然杀伤细胞的活性增强。自然杀伤细胞会自动寻找癌细胞，然后一并摧毁找到的癌细胞与被感染的细胞。

我们大多数人都有听我们“喜欢”的音乐的习惯，但我们“喜欢”的并不一定就最有利于我们的康复，反而是那些最不吸引我们的音乐往往能产生最大的效果。假如你正感到生气，那么你可能会本能地播放那些听起来十分“愤怒”的音乐，然而，此时这种类型的音乐对你有帮助吗？它是否会让你愤怒的时间延长？相反，假如你播放一首曲调柔和的音乐，和你正在感受的愤怒一对比，可能它会让你感觉更生气，因此，选择合适的音乐并非易事。

那么，该怎样选择能够放松心情的音乐呢？我建议你采取这个办法：依照特定的顺序来对一系列不同的乐曲进行安排，逐步地向你想要的心情过渡。假如你正患着抑郁症，那么要先选极度抑郁的音乐，接着再选中等抑郁的音乐，然后听中性的曲子，最终再听有显著的激励作用、可以让人振奋的曲子。首先，你要对自己当下的压力和坏心情予以承认，接着逐步向好心情过渡，遵循这种顺序来听。

要想使用音乐疗法，就一定要抽出专门的时间来，放松心情，好好倾听，并且要一路往下，从头到尾地听，不要间断，不要做其他任何事情，这能让你的情绪转变达到最好的效果。我们都习惯将音乐作为背景，一边做事，一边听音乐，实际上，对康复来说，这并不是最好的方法。要尝试一下培养自己纯粹听音乐的习惯，这样一来，你才能从听音乐中获得最大程度的康复效果。

在音乐播放的过程中，你的情绪逐渐地被调动起来。当那些让你感动的记忆、让人备受鼓舞的东西渐渐被解放出来的时候，听音乐的目的就已经达到了，所以，没必要长时间把精神都集中在音乐上，弄得自己非常累。假如音乐对你产生了鼓舞的作用，让你开始做点什么事情，或者你已开始放飞自己的心情，这便够了，要跟着自己内心的感觉走，切莫太过机械化。另外，假如你已经在进行其他事情了，那就别再开始听音乐，重点在于，让音乐彻底地拥抱你。

和音乐产生共鸣，让音乐触碰你内心中的全部感受。你可能会在听音乐的过程中进行引导性的幻想，可能也会沉思，走动，内心中的某些情绪会变得更强烈，身体发抖，或者入睡，又抑或什么都没有，这些反应都是正常的。听完后，安安静静地晒一会儿太阳，这对你整理自己的感受是非常有帮助的。

园艺让人身心舒适

戴安娜（Diana）是一名一直在我这儿进行治疗的患者。还记得当我第一次看到她的时候，她已经患了20年类风湿性关节炎，那时候，医生对她说，就算她可以从病床上起来，这一生也只能靠轮椅过日子了。这似乎还不算太倒霉，后来，她又被确诊患了舍格伦综合征，人一旦得了这种病，就无法正常地将各种液体分泌出来。在她的病例中，主要症状体现在嘴和呼吸道内，她吃饭十分困难，通常都无法吞下食物。第一次来我这儿接受康复治疗的时候，她对自己的身体能否支撑她从威尔士的家里赶过来都心存怀疑。那时候，她刚刚连续进行了3次住院治疗，每次都是到了濒临死亡的状态。

5年后，尽管她依旧坐在轮椅上，然而她的精神状况却发生了巨大的变化！她不但能够到哥斯达黎加那么远的地方旅行，并且还建了一个大得惊人的花园——“外婆花园”。现在，这个花园已对外开放。最近到访过“外婆花园”的一个游人说：“在黄昏的时候，我们看见了‘外婆’，她可真是个激人奋进的楷模。那时候，她正在轮椅上坐着，满场转悠，大声说话，以保证新的池塘如期完工！”

她能康复到现在这种情况，也是经历了一段漫长艰辛的历程，然而，我可不觉得，她的康复完全是因为我的康复课程。从很大程度上讲，这是她自己努力的成果，当然也是园艺创作活动所发挥的巨大作用。对于所有这一切，她解释道：

我从未从事过园艺工作，可是我知道自己心里非常喜欢它，也清楚我一直想从事这种职业。于是，我将我全部的财产都投到这个创意里面，赋予它实质，让它成为现实。我在花园中重点突出听觉、视觉、嗅觉、味觉以及触觉。人们可以在我的花园里听到风从树木和花草边沙沙作响地穿过，能够看见昆虫被鲜艳的花朵所吸引。在药草园里，到处都种着各种芳香扑鼻的草，它们都能够用来制作调味品，在烹调与调制的时候大显身手，比如制作药草茶。最终要说的，也是最重要的，便是触觉了。植物们通过各种不同质地的叶子保护自己，让自己不被风雨和害虫所侵扰。闭上双眼触碰它们，你会马上对触觉的意义有所理解。

在谈到花园的建设过程，谈到它怎样从最开始的构思变成独具匠心的一项工程的时候，戴安娜说：

我在开始对花园进行建设的时候，才知道要做的工作有那么多，那么烦琐，要拟订计划、填好各种表格、会见各种人，还有限制的日期等，才能向上面申请许可。按照惯常思维来做的话，要完成全部这些事项，估计根本没有那么充足的时间和精力。于是，这强迫我创造性地对各种资源进行配置，用创造性的思维来思考问题、做事情。幸运的是，我遇见了许多新的朋友，他们带来了许多新的想法和建议。我考虑他们的意见，最终，我自己决定是否接受。对我来说，建设花园的过程所产生的影响是非常大的，它不停地鼓舞我的创造力，使其增强。

对我来说，园艺活动的最大作用就是，当大脑充满了那么多新鲜的、振奋人心的、具有挑战性的事情的时候，你就不再无奈地在那里蜷缩着，去思考着疼痛、损失、疲惫还有生命的不公等这类事情。

有时，唯一能够战胜疾病的办法，便是让自己学习创作一些事物（最少在一段时间内要如此进行）。然而，这种活动的目的必须是纯粹的创作，而非获得急需的东西，或者获得经济上的回报。假如你可以接受这些观点，同时身体力行了，那么康复的新潜能就会被开发出来。

依照大部分人的标准，我并未获得康复，然而因此产生了另外一个问题：何为康复？根据大部分人的标准（也包括医学专业的标准）我不应当还继续活在这世上，然而，实际上，我不但活得好好的，并且还处于十分好的状态。我战胜不了疾病和残疾带给我的实际影响，然而，我并不消极，我一直在勉励自己的生命，最后，彻底地在精神上将疾病打垮了。我知道，是时候让身体完成自己的事情了——它需要进行休整，获得放松。怀着对自己身体的巨大热爱，我知道了在应当听从身体时就一定要听从它。白日梦也可以鼓励我不停地奋发向上，现在，我常常在大脑中设想将来的一些大型工程，幻想它们的建造过程以及完工后的喜悦！

我也将自己对花园和园艺的热情分享给了戴安娜，它们是我的创造力之源。我一直觉得，园艺和康复之间存在着一种紧密的关系，在许多事情面前，我们常常会感到自己非常没用，而在这方面，花园却会对我们进行补偿，使我们变得更加自信。园艺使我认为，尽管我无法控制住自然，然而，我至少可以在花园中操控某些事物，自由自在地做我的选择，决定播种什么，何时播种，在什么地方播种。在花园里，充满着太多可以带给我们安康的感受的事物。就像戴安娜所说，我们可以在花园中让自己的感官放纵一回，尽情地感受所有这一切，而就人类机能健康的发展而言，感官刺激发挥着重要的作用。实际上，感官元素是花园最基本的康复力量：例如触碰天鹅绒般让人赞叹不已的罂粟花瓣，以及那粗糙的老树皮，呼吸袭人的玫瑰花香，品味刚摘下来的新鲜的西红柿，倾听各种植物发出的沙沙声，以及鸟儿发出的鸣叫声，欣赏牡丹无穷无尽的鲜艳色彩。

杰也是十分推崇“花园康复”的一名患者，他已跟癌症进行了许多年的抗争。他说：

之前，我一直觉得，在花园里修剪枯枝败叶，不过是某些人非干不可的累活。然而今天，它却成为具有全新意义的一件事情。将暖和的土壤捧在手心里，阳光晒在脊背上，新鲜的味道从土地里散发出来，花刚刚被浇过，所有这一切都让我的生命重新绽放出光芒。再也不担心医生会告诉我什么糟糕的事情，我忙着对种子目录进行研究，制订计划，考虑自己应当订购的种子和块茎是什么，要在什么地方播种它们。花园变成了我的生活目标，也变成了我的“康复花园”。

我将我自己的花园命名为“康复花园”。我将“鲟鱼馆”买下来后，用了两年的时间，将里面的荆棘、树丛、蓟、荨麻等杂乱的植物完全清除掉了。如今，除非是在最寒冷的严寒天气，它皆是我的患者们放松休闲的好去处——或者在讲习会期间望着它，或者在接受完治疗之后，在里面坐着轻松自在地聊天。

Chapter 9

健康的人际关系

很快，你会知道，握紧一个人的手与囚禁一个人心灵之间的微妙差别。

你会知道，爱并不意味着依赖，陪伴并不意味着安好。

——韦罗妮卡 · A.肖夫斯托尔（Veronica A.Shoffstall）

不良社交带来负能量

健康，到底是什么东西呢？是不是说，如果在身体或精神上没有疾病，就可以说是健康了？实际上，健康被定义为生理、心理和社交方面都健康的一种综合状态，是一个将社会支持与亲密人际关系合并在一起的定义。

詹姆斯·豪斯（James House）博士于1988年在权威杂志《科学》上发表了一篇标题为《社会关系与健康》的论文，那时候，这篇论文引起了巨大的反响。在论文中，豪斯博士对他们进行的6项研究进行了回顾，其所涉及的总人数超过22000人。最终，他做出的结论是：没有“固定支持系统”（在个人或组织有需要时，可以用来作为实际或道义上支持的私人性或者职业性的一种联系网络）的人群，其寿命会比拥有良好人际网络的人群明显地短许多，其死亡率是他们的2~4倍。他觉得，就健康方面而言，社会关系是一个主要的风险因素，和那些早已家喻户晓的传统的病理性风险因素（例如抽烟、肥胖和高血压等）相比，其危险度是相同的。

近日，源自加利福尼亚大学的一项研究表明，有巨大人际支持的妇女患癌症的概率比较少。在长达17年的时间内，该大学的研究人士佩姬·雷诺（Peggy Reynold）博士与乔治·卡普兰（George Kaplan）博士对近7000人进行了跟踪调查。她们发现，社会联系很少的妇女死于癌症的比率非常高，在死亡率上，她们与那些社会联系众多的妇女相比要高出2倍多。她们还发现，这些与社会隔绝的妇女，非常容易患上与激素相关的癌症，其中包括乳腺癌，不过，其中的具体原理现在还不清楚。

然而，让人感到意外的是，通常有些孤僻的人更喜欢拿宠物当伴侣，于是可能他们失衡的健康又会从宠物中收回来，重新被调整好。我记得自己曾观看过一部关于伦敦蓝十字动物医院的电视纪录片，有个老太太推着一辆购物小推车，车里放着4只哈巴狗。那时候，记者问她为何养了4只狗，它们是不是一起来看病的时候，老太太热心地答道，它们就是她的“命根子”。她说，自己的一位邻居要搬到国外去住，可是这些狗无法跟她一起离开，所以，她打算扔掉它们。当听闻这个消息后，她就要下这些狗，也算是拯救了它们的命。她说，照顾这些狗对她也是十分有意义的，让她每天起床后有事可做，有需要关照的对象。她说：“我拯救了它们，它们也拯救了我。”

与人际关系和身体健康有关的研究证明：

●一段不幸福的婚姻会增加35%的患病概率，平均会让寿命减少4年。

●在一般情况下，在不稳定家庭中长大的孩子会产生更大的压力，比起其他同龄人，这会让他们的患病率变得更高。

而某种类型的人际关系会保护我们不受疾病的困扰，例如：

●亲密并常常保持联系。

●可以作为一个团队来处理问题，做出决定。

●可以一起面对各种困境。

●可以敞开心扉地进行交谈。

良好社会支持和人际关系的缺乏，会对人们的免疫系统和生殖系统造成影响，会让人形成抽烟喝酒的习惯，促使人们通过冒险举动来寻找刺激等。它让人们患病的风险增加，使人们更容易得心脏病、癌症、癫痫、肠炎还有关节炎等疾病。接下来就是一些例子：

●在夫妻之间商量事情的时候，假如有负面情绪和敌意存在，那么会对他们免疫系统内的细胞不利，并且，在他们吵架后的24小时内，这种影响会一直持续。

●在离婚家庭中成长的孩子抽烟概率很高，假如孩子是男孩，那么将来他酗酒的概率也很高。

●丧失爱人而感到悲痛欲绝的人，通常会选择酒精与麻醉品让自己放松下来。

女性不幸婚姻产生负能量

科学研究发现，在长时间怀有敌对情绪或心存怨恨的夫妻之间，妻子受到的伤害多过丈夫，换言之，对女性免疫系统而言，负面情绪所造成的影响会更深。

《普通精神病学文献》于2005年发表了一项研究报告，俄亥俄州州立大学博士贾尼丝·科克尔特-格拉泽（Janice Kiecolt-Glaser）及其同事们以招募的42对夫妻为研究对象，平均下来，这些夫妻的婚龄是12年，他们的身体都非常健康。研究者对他们进行了先后两次的实验，每次持续时间为24小时。研究者在第一次实验中鼓励这些夫妻相亲相爱，并要彼此扶持；在第二次实验中，则让他们讨论婚姻中的矛盾。研究者在每一次实验中都要在他们臂上用活组织切片检查取样仪器造出一个小伤口。结果发现，最不相容的夫妻在他们的第二次实验中，形成的伤口的愈合时间要比第一次慢整整一天。并且，夫妻之间敌对的行为会让双方分泌更多的压力激素，其中，女性分泌的要比男性的多。

这其中的缘由也许是女性比男性更加感性吧。对于人际关系中的各种情感，女性有更强的感受力，比起男性，她们更希望拥有广泛的交际圈，对于自身关系中的“不利事件”（例如朋友、孩子，还有陷入麻烦中等）也会更加敏感，这种敏感在那些“不利事件”发生在她们最亲密的关系中时尤其强烈。

长时间不幸的婚姻会对人的健康产生严重的影响。2005年，《内科学》杂志发表了一项新的科学研究，在13年内，科学家们跟踪调查了400名健康女性，对她们月经闭止前后的身体状况进行仔细的观察。最终，他们得出结论，婚姻的不满意会让女性患新陈代谢综合征的概率提高3倍。新陈代谢综合征是会对心脏健康带来威胁的一种疾病，比起那些婚姻不满意的女性，寡妇患上这种病的概率还要高。同样地，在心脏病方面，离婚和长时间单身的女性也显示出高发病率的迹象。换言之，对不同家庭状态的女性的心脏而言，不良和欠缺的家庭关系都会带来损害。

2000年，《美国医学协会杂志》发表了一项由瑞典科学家进行的研究，该研究表明，假如患冠心病的妇女无法对婚姻和工作上的人际关系进行妥善处理，那么她们的疾病复发的概率会非常高。科学家们宣称，与丈夫之间的关系紧张，或者丈夫缺少对妻子的关心支持，会对女性的健康带来巨大的影响。家庭关系的不和谐会令她们容易得心脏病，而往往处于该情况中的妇女就更不会去留神保持对心脏健康有利的生活方式，也不会去寻找基本的医疗养生，这让她们的情况更糟糕。另外，科学家们也发现，单纯工作上的压力，不会对她们的健康造成什么影响。

良好的婚姻关系能为妇女们保持健康的体魄提供帮助，尽管健康不是仅仅保持良好的家庭关系就可以获得的，然而，对健康来说，良好的家庭关系确实是一个非常重要的因素。幸福的婚姻对女性而言，意味着获得强大有力的社会支持，在通常情况下，这又会激励她们选择更加健康的生活方式。实际上，家庭关系良好的妇女，也愿意与她们的丈夫相处更多时间，进而从中进一步地受益。在现代，这被称作“接种亲密”，它可以为我们预防疾病提供帮助。

科克尔特-格拉泽博士说，夫妻应当学会阻止敌视状态的蔓延，当关系出现紧张迹象时，彼此都要对那种会使事态扩大化的“针锋相对”的行为予以充分的重视，最重要的是，要在刚开始的阶段就进行控制。所有的夫妻都会发生争执，这不过是因为你们对问题持不同看法罢了。假如你发现自己因为某件事而与自己的配偶闹僵时，你可以说：“我们在这一点上真的太不一样了。”而别说：“你这个笨蛋！你怎么会这么想啊？”

危险的情感饥渴

假如没有了粮食、水，很快，你的生命就会备受威胁，你必然无法活下去。可是，似乎许多人忘了，“情感饥渴”也有着相同的危险。

人们经常会在生活中收到心理医生的警示：当心身边事物对你的“冲击”。实际上，冲击意味着一种唤醒感觉的刺激或识别的形式，其中有的是正向的，有的是负向的。正向的冲击，也许会源自某个人的一句称赞、一声亲切的问候、一个笑容；而负向的冲击，则也许是别人的伤害性话语，例如一个冷冷的斜眼，或者一声责备。

在现实生活中，不管人们是否认可你，你都会接收到冲击，这是无法避免的，也表明，在这个社会中，你是存在的。假如一个人没能接收到正向的、积极肯定的冲击，可能他就会产生消极的、容易召来疾病的情绪，并且无法从这种情绪中解脱出来。

不管是正向的冲击，还是负向的冲击，它都会引起我们内心的感受和情绪。假如有人对我们说出我们意想不到的一句称赞或恭维，我们或许会一整天都感到十分开心；可假如有人出言不逊对我们进行了打击，可能我们会因此而伤心好几个小时。因为从懂事开始，我们就被教会，什么情感是“好的”，什么情感是“坏的”。比如，我们在童年时代就知道，假如自己常常微笑、顺从大人做事，就会得到赞赏；相反地，如果产生恐惧、愤怒或伤心的情绪，就常常会遭受责罚。这让我们渐渐学会压抑自己的情绪，抑或让它变迟钝，在成长过程中，我们丢失了信任。这种逃避或埋葬自己情感的行为，正悄悄地对我们的健康造成损害。

你完全能够选择一种积极的行为，而不是这种自虐的态度。他人的态度仅仅是他人的态度，无须太在意。假如你一直想着从前的痛苦经历，那么在后半生里，你也将会被忧虑所烦扰。你改变不了某些事情，可是你可以改变对待它们的思想、情感和态度。对我而言，这也经常是康复治疗真正开始的地方。

人们四处寻找关爱，渴望得到关爱，假如没能得到，他们就会觉得悲伤，觉得被人抛弃，其问题就在于，大部分人都是从他们自身之外寻找爱。假如你在童年能感觉到爱的存在，你会认为你可以自由地将你的感受表达出来；假如你没有感受到爱，那么你就无法自由地将心灵深处的感受表达出来，而且，你会觉得害怕，为了进行自我保护，你便压抑所有的感受。

另外，假如你觉得父母不爱你，那么你会用一个孩子的思维思考，觉得这是你自己的缘由，你会责怪自己，将所有这一切都怪到自己头上。你会为了弥补缺失的爱而用各种手段，从你父母那要求得到爱，通过讨好他们来吸引他们的注意——这是获取家庭关系中的爱的一种手段。

其实，你除了自身之外的爱，还可以从自身里面找到爱。当然，首先，这需要你自己内心充满爱，接着，再通过学习来进行自我关爱。

慈悲心的“学习”

有这么一个佛教冥想训练，叫作“慈悲，悟”。我常常在康复讲习会上用到这个练习，其目的在于帮助人们感受到各种各样的爱：关爱自己，关爱朋友，关爱敌人。这个训练非常简单，也非常容易学会。坐在一个安静的地方，闭上双眼。首先，你可以朗读一遍，将声音录到带子中，接着，一边听，一边进行训练，也可以要求朋友帮你朗读。

1.集中精神，感受关爱自己的感觉，看看你自己，渐渐地将自己带进“爱”的情绪中。关注与爱有关联的所有感觉、印象、联想、影像，甚至是色彩。

2.关爱你的家人与朋友，想一想，你要怎样表现出你对他的爱？关注与之有关联的任何感觉或者想法。

3.此刻，开始关爱某些“中性人”，对于他们，你没有产生非常强烈的情感，有的只是非常普通的关系。关注与之相关联的任何感觉或者想法。

4.最后，思考让你觉得很不舒服的一些人——你十分讨厌的人，与上面相同，同样毫无保留地关爱他们。

5.聚集这些人，向他们洒去你的关爱。

和谐的家庭削弱负能量

就像我们所看到的，免疫系统的高效反应取决于和谐的家庭关系，我们需要紧密无间的关系、对我们予以支持的团体，增强我们免疫系统的功能。换言之，良好的家庭关系便是援助免疫系统的帮手。接下来是我为大家提供的一些建议，它们都对实现良好的家庭关系有利。

尽自己的努力经营你的家庭

结婚，抑或进入一个家庭，是非常简单的一件事情。而真正地对家庭进行经营，则要牵连到维持婚姻、保持与家庭成员之间的亲密关系等诸多事情。和谐相处的夫妻需要得到社会的扶持，这个扶持可以源自家庭内部，也可以源自好友。家庭的团结抑或“家庭联合”的习惯，会将夫妻绑在一块。因此，我们要对家庭成员“在一起”的日子予以极度的重视。要清楚同时理解这一点：双方的亲戚关系会让夫妻间获得更加默契的关系，还要尽力了解家族历史甚至家族怪癖！经常联系朋友可以产生相同的效果，尤其是朋友与你有一样的价值标准的时候。

和睦相处

所谓的“亲密”，就是一种与在你生活中扮演重要角色的人相亲相爱、相互理解、接纳、欣赏、关照的关系状态。亲密会为你带来什么呢？答案便是和谐。而和谐，则是为夫妻维持家庭关系提供帮助的主要因素。多方面的和谐，可以使夫妻双方的爱（例如在体贴、给予、分享想法和感受、建立信任、展示爱，以及感情等方面）得以增强和加深。读者们可以想一想，在上述这些方面，你们之间的和谐度如何？对它进行评估吧。假如你觉得在某些方面并未达到应有的高度，那么要努力达到，以维持更好的和谐。

主动履行义务

在坚实的家庭关系中，这是最基本的一点，你要随时随刻做好准备，当需要或预期需要你履行义务时，你可以义不容辞地履行。在面对困难的时候，你要鼓励你的配偶勇敢地前行，并甘愿为他（她）竭尽全力。我们每个人都不是十全十美的，都有不足，然而，履行义务是一个底线。能真正履行义务的那些夫妻，已经产生了一种荣辱与共的感情，据此，就可以一起面对各种困难。夫妻之间的爱，必须要浓郁到可以忍受所有艰苦的程度。同时，双方优良的品质要比不好的品质多，这样才可以打好家庭关系的稳固基础。

彼此信任

信任的意思是双方可以彼此依赖，并且知道对方随时随地都会考虑到你，是一种以你的最大利益为标准的心理状态。对方要能与你分享心灵最深处的感受、恐惧、期冀和秘密，同时会小心轻放所有这一切，以免让你受到伤害。最大的信任就是可以把你的生命放心地交到对方手里。

保持独立

过多的独立会让两个人完全隔绝开来，然而，过少又会让人觉得窒息。人人都需要培养自己的兴趣爱好，如此一来，才能让两个人在一起的时光变得更加多姿多彩。男人和女人不同，最好要各自拥有自己的兴趣与爱好，不过与此同时，也要尊重你的配偶的兴趣爱好，对他（她）与朋友相处的时间表示尊重。要永远地对彼此的信念体系予以尊重，因为世界上没有两个人在思考问题时是完全一样的。

学会沟通

夫妻之间必须彼此分享对方的感受，然而，快乐、希望、梦想等感受是容易分享的，而像伤害、恐惧、愤怒和失败感之类的感受，则很难拿出来分享。要主动向你的配偶倾诉你的脆弱，并且，对方也要给予积极的反馈和理解，这样就会增加夫妻之间的亲密程度。或许，不做任何评论地进行聆听是一种最难掌握的技巧，然而，它也是最重要的技巧之一，努力聆听你的配偶正在说的话，不要插嘴，不要评头论足，只是单纯地聆听，接受，同时，要尽可能地理解他（她）的想法。此外，说“对不起”也是非常重要的，尽管它往往非常难说出来。

玩耍的好处

在所有家庭关系中，幽默和玩耍都起着很重要的作用，它可以增添欢乐的气氛，排除紧张。试着完成那些看起来非常冲动、愚笨又让人耻笑的行为。相信“一笑治百病”，那些能一同欢笑的夫妻，也是相处得最和睦的夫妻。要在家里保持幽默感，不要太过严肃地对待生活。

多花点时间在一起

尽可能多花点时间与自己的配偶在一起，同时，要在安排时间的时候优先考虑配偶，亲密关系的培养是需要耗费时间的。在大脑里储存更多两个人在一起的美好回忆与共同经历，健康良好地发展夫妻之间的关系。

不要让负能量绑架人际关系

假如你是幸运的，那么你与你周围的人都不会被疾病所困扰。然而，有些人却并不怎么幸运，他们得了重病，变得脆弱、悲伤、难过，并且还牵连到他周围的亲人。在家庭里，不管是父母亲和孩子之间，还是配偶之间，兄弟姐妹或别的任何人之间的关系，都可能由于疾病的发生而不再正常，在疾病中变得茫然无助。

在工作中，我看见过太多因为一方患病影响婚姻和家庭关系的例子，因为疾病而导致婚姻完全破裂的例子倒是不怎么多，然而，导致家庭出现不稳定现象的情况却非常多见。家庭关系的不稳定会对患者的心理和情绪产生严重的影响，其病情从而使疾病恶化，因为他们无法得到足够的爱，以缓解疾病带给他们的压力。当然，也有患者在患病以后，其家庭关系反而更加牢固的例子，患者自己的情况也因此获得了改善，其病情从而在一定程度上往良好的方向发展。

所以，患病并不表明一定会让婚姻发生不幸，在这方面，我就有很多患者和他们的配偶表现得非常出色，他们知道怎样一起面对困境，克服苦难。在疾病中，他们重新审视彼此之间的关系，让其向有利的方向发展，弥补缺陷。假如夫妻彼此都能充分为对方分忧，在患病后，都能很快地学会适应，那么在患病中，他们的爱就会不停地升华，也会获得更加紧密的关系。

有时候，疾病并不像你一开始所认识和理解的那般，他人似乎不相信你正得着重病，可能他们会说“看起来，你的气色那么好”或者“振作一下即可！”等这些你不想听到的话。我的患者就经常遇到这种状况，假如我出于激励或关心对他说这类的话，就似乎不是出于善良的本意，反倒是一种打击。病确实没有得在他人身上，让他人表示对你得病的理解与认同是非常困难的一件事情。

疾病还会导致家庭内部的问题。因为注意力降低了，你就无法再像以前那样保持良好的状态，不管是你，还是你的亲人，都还无法很快地适应这种变化，无法把心态及时地调整过来。可能家庭成员因为你生病会不得不负起新的责任，有时，这会让他们感到不满，而对你而言，你也会因为再也无法与家人分担责任，尽自己所能，而感到内疚，并感觉依赖别人让你非常不舒服。此外，患了重病后，就很难继续维持家庭以外的人际关系，因为你再也无法无所顾忌地与别人聚会，再也无法同之前那样去参加社交活动。由于注意力的降低，你也就会对发展新的人际关系变得非常不自信，担心他人会不接受你。

逐渐地，疾病带给你的阻碍与影响会使你觉得恐惧，担心自己被大家抛弃。此外，你的精力也不像从前那样充足了，你既惶恐自己再也没有照顾自己的能力，又惶恐你所依靠的人离你而去。疾病、恐惧与依赖感，渐渐地开始削弱你的自信，可能你会被迫按他人希望你的那样去做，将这视为自己的自我期待，然而，可能这种被迫的行为只会让你的情况恶化。要知道，真正意义上的自信表现在你可以积极向上地给自己设下安全界限，接着，为他人传达这些东西，如：

- 向自己与别人清楚地表明你为了实现那些希望所产生的后果：疾病的恶化加剧，康复的日子遥遥无期。
- 假如他人可以提供帮助，你要提出需要帮助的明确请求，不要害怕依靠会让他人离你而去，假如那样认为，就难以让自己变得自信。
- 请求他人帮助时，要说出类似这样的话："我知道，因为患病，我给你的生活增添了很多麻烦，我所说的某些话，所做的某些事，使你觉得失望……"这样一来，既说明了你的请求，也让他人了解到，你可以理解他的难处。

让正向的情感得以发展

得了重病的感觉与一种"受到损失"的感觉十分类似，严重疾病或者慢性病的确诊结果，是一段旅程的出发点，这是一段十分特别的旅程，你在旅程中会不停被"损失"与"改变"打断。这些损失，包括了很多事物，如健康、隐私、支配能力、角色身份、独立能力、创作力或者自我实现的手段、自我印象、梦想或者将来的目标、人际关系、舒适感、良好的睡眠、娱乐、注意力等。

我的患者戴安娜对我说："疾病，抑或干脆称残疾，会逼迫一个人与他以前的生活状态分道扬镳，对我而言便是如此。也就是说，我们不得不开始另外一种全新的生活，学会缅怀曾经的那个我们，接着，接纳改变后的那个我们，或者正在变化的那个我们，一旦经历这段艰难的蜕变过程，我们就能开启一片新的天地。意识到这一点很容易，做起来却非常困难。"

一般而言，在知道自己的确诊结果后，患者们先是感到惊愕和不相信，接着，就会产生巨大的怒火，也许还会对之前没有做或没有完成的事而感到愧疚和遗憾。你或许还是孤零零的一个人，不得不一个人与困境做斗争。患病的过程便是悲恸的过程，不但是患者悲恸，还有他的朋友、亲人，还有他身边的其他人，在一瞬间，有太多的希望化为乌有。当患者的治愈时间延长，或者完全不确定康复的时间是什么时候时，家人和朋友就会被牵连，和患者一样，他们也经历了惊愕、否认、生气和悲伤的过程。碰到这种事，伤心总是难免的，人们也不应当压抑这些情感。不管你是患者，还是他的亲属朋友，自己不将悲伤表达出来，也不让他人表达，这种抑制的情感就会对你的人际关系造成损害。

许多患者发现，拥有能够随意地向其倾诉自己情感的朋友是十分重要的，例如向朋友哭诉自己的忧虑、恐惧与愤怒等。当然，同样地，分享正向积极的情感（如快乐、希望、乐观和兴奋等）也是非常重要的，假如你只能与他人分享你负向消极的感受，却无法让他人分享你正向积极的感受，那么，这也会损害你的人际关系，只以坏消息为基础的友情和只与好消息为基础的友情同样都是不良的。在你全部的亲密关系中，你应当都可以坦诚地向他们倾诉出你所有的情感，尽管这不大可能，然而，我们还是要尽力而为的。

心身医学领域的始祖乔治·F.所罗门（George F.Solomon）博士曾经说过，我们大部分人都有很要好的朋友、家人，然而，因为我们不向他们求助，所以我们依然觉得孤独和被孤立。我们总是刻意地与他们保持一定距离，不想因为自己的痛苦而增添他们的麻烦，我们会说："我不想让他们感到伤心。"或者："他们自己的问题已经很多了，我去找他们，只会增加他们的负担罢了。"

有研究表明，假如在人际关系中积极正向的情感占主要部分，那么就会取得更加稳定的关系，所以，在人际关系中，要将积极和乐观凸显出来，让你们的关系往好的一面发展。在一项研究中，研究者用图表的形式画出了夫妻花在吵架与花在积极互动（如抚摸、微笑、称赞、欢笑等）上的相对时间数值，结果表明，当积极互动和消极互动之间的比例是5：1的时候，夫妻之间会取得十分坚实稳定且令人满意的关系。

朋友之间的能量交互训练

接下来这个训练可以有效地帮助病人解除人际关系中消极负面的情绪。这个训练需要请一个朋友与你配合进行。两个人面对面地坐下，双眼正视着对方，但别说话。

1.注视着你的朋友，幻想他（她）十分喜欢你，他（她）觉得你是个善良的、富有爱心的人，他（她）和你在一起会十分开心。一边幻想，一边捕捉出现在脑海中的任何想法、感觉、影像，并在脑中一一把它们过一遍。

2.幻想你的朋友十分讨厌你，他（她）正在责备你，正带着嘲讽和恨意注视着你。认真地在脑中将你所感受到的与想到的过一遍。

3.幻想你的朋友是一个值得学习的榜样，将他（她）视为一个可以让你成长的人。仔细将你所感受到的在脑中过一遍。

4.幻想你的朋友是一眼不停地涌出关爱的源泉，一个你无条件接纳的人，同时，他（她）也是如此看待你的。

完成训练之后，就训练中各阶段的反应和感觉，和你的朋友展开讨论，互相咨询、学习、感受与爱你的人和讨厌你的人相处的感觉。

夫妻关系的“消毒剂”

此外，还有一个被称作“新闻与好消息”的练习，对你多关注生活中积极的事情和状态有帮助。假如消极的因子在夫妻关系中蔓延，那么“新闻与好消息”则是一剂简单又卓有成效的“消毒剂”。

1.将你最具代表性的一天找出来，思考一下，那天发生了哪些事情，有哪些是积极的，哪些是消极的，哪些是中性的。综合之后，你产生了怎样的心态？尽管每一天都会发生许多变化，然而，大部分人都会说，其中中性的有70%，积极的占15%，消极的占15%。当你与配偶一块待在家里时，你们大致会处于怎样的情绪状态？假如并非消极的，那么恭喜你，你属于少数幸运的人。

2.当配偶回到家里时（或者你回到家里时），询问他（她）：“今天，你遇到了什么好事与新闻？”同样地，她（他）也要询问你这个问题。假如感觉似乎没发生什么好事，那该如何是好？再认真、深入地思考一下，捕捉瞬间的那些快乐，一些好事，可以是在回家的路上你看到的一轮迷人的夕阳，也可以是正在花园中盛开的一朵鲜花，不管多么细微，总有些可以为你带来欢欣和愉快的事情。

学会沟通，打败孤独

患病，特别是得了严重的疾病后，往往都会对患者各方面的人际关系产生影响，所以，得病后，沟通就显得非常重要。沟通的缺乏，会让患者感觉似乎遭到隔离一般，通常他的需求无法获得满足，觉得自己非常孤独，觉得自己非常不幸地“一个人与困境做斗争”。

将自己的感受和需要与配偶、家人及朋友们分享是非常有必要的，它有利于大家一同努力来处理问题，你再也不会感到孤独。假如你总是压抑自己的感受和意愿，从不表达出来，那么他人也就不能知道你需要的是什么，就算他愿意为你提供帮助，也不能做到符合你的心意。并且，很快，这种压抑的情感就会成为一种负向消极的情感，例如愤怒、沮丧、怀疑，可能你就会产生一些不好的“假设”，例如：“那些关心我的人为什么都与我保持距离，他们到底有什么想法……”实际上，将你的感伤和恐惧拿出来和你身边的人一起分享，不但可以使你自己变得轻松，也会感动他们。他们会认为，你非常在乎他们，很关爱他们。诚实、真挚、公开地交流你的感受与问题，这将大大减轻疾病给你的人际关系带来的压力。

增强沟通会加强彼此的理解，实时将不现实的期望指出来，有利于你们合作处理问题。要想让你的配偶或朋友了解你的想法，就必须亲自对他们说出来，你无法指望他们能有自己读懂你心里所有的想法的智慧。或许，接下来的这些建议会有利于加强夫妻之间的沟通。

1.选择适宜的时间。与你的配偶展开重要的交流时，要选择适宜的时间，尽可能选择双方处于最佳情绪状态的时候，你的注意力不会因为疼痛或“乱麻一样的脑子”而分散，你的配偶也能将所有注意力集中到你身上。

2.要怀着感恩且尊重的心态。要表示出对你的配偶的尊重，谢谢他（她）对你的支持，以及为你所做的贡献。不要使用贬损、嘲讽和责备的话，要承认你自己在问题中的责任。

3.练习处理问题。处理问题时，针对的是问题，而不是人自身，要用“抱怨—处理”这样一种模式，换言之，彼此先说出各自的抱怨与不满，接着，商量问题的处理方法，每次只解决一个或两个问题。在处理问题时，尽量不要涉及一般化的话语，如“我要你爱我”，而要选择可以对确切行为进行形容的话语，如“我要你在我回家时拥抱我”等。解决完问题之后，固定这些解决办法，假如双方都表示同意，那么从今以后，它们便是你们夫妻之间维持关系的“准则”。

4.时时反省自己。思考一下你的配偶的处境，用自己的话对他（她）的人品进行一番描述。时不时地反省自己，看看自己是不是已经对他（她）有了真正的理解。

护理人员的心态调整

人一旦患病，各方面都很快会发生变化，以前那些毫无困难的事情，到现在却变得心有余而力不足了。此时，可能他们周围的人就会“不情愿”地扮演一个护理人员的角色，有些人会很快适应下来，而有些人却难以适应。

假如你趋于向救助项目的专业护理人员求救，那么，你会觉得，照顾一个患病亲属是何等痛苦。假如你的心里并不想接受“护理人员”这个角色，只是因为内疚和责任感才去照顾患者，你也会感到非常痛苦。长期堆积这种情绪，就可能会让你对患者渐渐产生厌烦或愤怒的情绪。

当你正在护理患者的时候，你将面临着人际关系所带来的压力。

纵使你心里是情愿的，你也必须肩负起照顾的重担，不管它有多重。实际上，请他人来帮你照顾患者未必就不是一件好事（说起来简单，做起来难），如此一来，你可以抽出时间做自己的事情，享受一些社会时间，也让自己的感觉好一些。**要想长时间地照顾患者，你就要不停地让自己返回至最好的状态。**

患者也要意识到，照顾自己的人处在同样的艰辛处境中，因为疾病也给他们带来很大的压力。让他们去完成自己的事，假如在自己的事情上，他们有些泄气，此时，要鼓励他们去重新争取，不要不讲理地要他们总在你身边守着。可能的话，尽可能找一个从医疗卫生机构里过来的人，或者是一个专业护理人员来照顾你。假如沉重的照顾工作正在对你的人际关系造成损害，就要赶紧想办法减少这种损害，毕竟，假如照顾你的人的社会价值也失去了的话，你的康复就更加无望了。

宠物也可以减弱负能量

当然，也不是每个患者都已结婚，或者有朋友做伴。没有亲属的人的康复速度，并不见得就比有亲属的人的慢，有些人更愿意让他们喜欢的宠物与他们相伴。

对患者的康复来说，宠物起到了很大的促进作用，至少有利于他们减轻压力，没有孤独感，动物同样可以带给我们友情和亲密。一些患者假如失去他们所喜爱的宠物，就会像失去一个人类朋友那样伤心。科学研究也表明，宠物可以使我们对压力的感知度有所减轻，缓解我们对剧烈压力所产生的反应，它们同样对患者的康复起到了很大的促进作用。

世界各地的科学家在过去的15年中进行了许多项关于宠物的研究，证实了动物友情对人类的健康的价值。剑桥大学的研究表明，领一只猫或狗到家里，一个月内，主人的烦闷情绪就会大大降低。澳大利亚墨尔本贝克医学研究院在研究后表明，对人类的健康而言，宠物的益处远远大过人们的想象，会产生十分深远的影响。涉及6000名患者的一项研究证实：那些饲养宠物的人血压更低，胆固醇水平也更低，所以，他们得心脏病的概率也就更低。而美国科学家们则证明，甚至是在心脏病发作以后，相比不养宠物的人，那些养宠物的人也可以多活一年的时间。近日，日本动物医院协会展开了一项关于宠物对人类健康所带来的影响的研究，研究者以大于65岁的老年人群为对象，观察宠物给他们所带来的影响。研究结果表明，养宠物的老年人看医生的次数比不养宠物的老年人要少差不多30%。

原因非常简单：宠物有利于我们缓解激动的情绪，从而使血压降低，而高血压是普遍存在于老年人群当中的致病因素。我们能在宠物身上实现触摸需求，这种人类最原始、最基本的需求，在一定程度上，会使我们的焦虑和忧愁得以释放，使我们的情绪得以放松。宠物能缓解我们的孤独，让我们产生自己被需要的感受，意识到自己存在的价值。它们鼓励我们参加社交活动，因为要养宠物，就要和别的宠物爱好者展开沟通与交流。此外，它们还促使我们参加健康锻炼，因为要照料宠物，就必须常常保持奔波忙碌的状态。我们都希望得到爱，可是有时候，爱又难以从他人身上得到，反之，从宠物身上，我们却能很容易地得到爱。最近，由英国华威大学的科学家进行的一项研究表明，那些没有信任他人的习惯的人，却会将大量的爱倾注到宠物身上，彰显他们的爱心。我们爱护宠物，宠物也会给予我们相应的友情、忠贞还有爱。它们始终就在那里等待我们，始终在快乐地注视着我们。

在英国，有的监狱鼓励犯人们饲养宠物，如鸟、热带鱼，甚至猫。对于囚犯心灵的重塑而言，养宠物具有非常大的促进作用，可以长久地转变他们的行为与态度，并保持稳定状态。往往养宠物的犯人也会第一次认识爱与给予的意义。

养宠物的人都会产生责任感和被需要的感受，这也是鼓励患者继续生存的一个主要原因，因为要照顾宠物，所以他们觉得自己有活下去的义务。养宠物的许多癌症患者有更长的存活期，就是由于他们认为，自己所养的宠物需要他们，因此，从情感上不停地鼓励自己一定要活着，这发挥了一定的作用。在一定程度上，抚摸一条狗，看一只猫翻筋斗，或者观赏一条游来游去的鱼，这些都可以让患者一天中的糟糕心情得以矫正，祛除他的疲惫感受。宠物会使我们不再将注意力狭窄地集中在自己身上，而是关注外面更广阔的世界。

驾驭负能量

患病对任何人而言都是非常痛苦的经历，会给他的人际关系带来很大的压力。然而，要知道，我们与他人的相识和交往，永远都是这个世界赐予我们的一件最大的礼物。当我们的人际关系被疾病所考验时，其实便是对我们的亲友的忠诚度进行考验的时候。

谁都无法保证，一直平稳地发展自己的人际关系，甚至，连我们最想拥有的人际关系，也不一定可以经受得住疾病的考验。有的时候，结局甚至会是我们预料不到的。疾病会让我们清楚地意识到谁是真正值得我们期待的，谁不是。我们要激励自己，让自己的人际关系健康充实地发展，就算患了重病，我们也依旧富有活力，并从人际关系中得到与疾病抗争的力量。

我们整天都在奔波忙碌，几乎没有培养人际关系的时间，我们需要在更深的层次上与他人进行交往，以实现一种真正的亲密关系。真正的亲密关系能激励我们的心灵，鼓励我们的情感，让我们得以新生，神采奕奕。相信大部分人都有那种“似乎每件事都十分完美”的经历，那或许是在你进行祷告的那一瞬间，或许是你在抱着熟睡婴儿的那一瞬间，或许是你被爱人紧紧抱住的那一瞬间，或许是你在倾听一首乐曲之时，抑或是你正绘制一幅美术作品之时，抑或是你正在完成自己感兴趣的项目工作之时，抑或你正在乡野中漫步之时。

这是融合天地万物的一瞬间，是你身体里的每个细胞都“正确”共振的一瞬间，是你身体的每一寸肌肤都在欢呼生命之美好的一瞬间。此时会在精神层面上重塑我们，会在情感上鼓励我们，在身体上也同样为我们打造奇迹。这一瞬间，唤醒了我们的免疫系统，为它“装填燃料”，以重新发挥效力，让我们更具活力，更具精神。这便是真正的亲密和爱的伟大力量。

弗洛伊德曾说过："说到底，我们必须为了不生病而去关爱。"他在很多年前提出来的这个倡议，已经被现代医学所证明。我敢断言，缺乏爱，正是许多疾病的根源。在英国著名作家夏尔德斯·赫胥黎的大部分作品中经常出现的一个主题就是："人始终都爱不够。"他于1963年去世，他在去世前不久的一次演讲中说："有些难堪，我在历经长达45年的学习和研究以后，可以给予人们的最佳建议只是.彼此之间要多一点友好.。"这句话同样是我可以给予大家的最佳建议，不过，在后面我又多加了一句话：

彼此之间，要多一点友好，对你自己，也要多一点友好。